# 「腸の力」であなたは変わる

デイビッド・パールマター
クリスティン・ロバーグ［著］
白澤卓二［訳］

三笠書房

本書をあなたに捧げる。
体内のたくさんの有機物が人間を支えているように、
一人ひとりが、この星を支えている。
まさにあなた自身が、地球のマイクロバイオームの一員なのだ。

人間は孤島ではない。すべてとつながっている。
——ジョン・ダン（イギリスの詩人、一五七二−一六三一）

「腸の力」であなたは変わる　◎もくじ



# 第1部　一生の健康を約束する、「腸内フローラ」を育てなさい

## 1章　人は誕生から死まで「細菌」とともに生きている

## 2章 恐るべき「炎症」——全身が燃えている

## 3章 なぜ腸が荒れると、心も不安定になるのか



## 4章 腸内フローラと食欲、肥満、そして脳の驚くべき関係

# 5章 自閉症も腸に左右されているのか

# 第2部 腸内の細菌たちにトラブルを起こさないために

## 6章 あなたの健康を破壊する「2つの悪魔」

果糖　グルテン



## 7章 これだけある「腸に有毒かもしれないもの」

医薬品　農薬　水道水……

# 第3部 腸から脳をもっと元気にする「実践プログラム」

## 8章 気持ちのいい腸内環境をつくる「6つの食べ物・食べ方」

## 9章 人生最高の頭と体をつくる「サプリメント&7日間メニュー」

## あなたの「腸内環境」をチェック！

次の質問への答えに「はい(YES)」が多いほど、**腸内環境にダメージを受けている可能性が高く、さまざまな不調や病気、脳にかかわるトラブルのリスクも高まる。**食事を中心に、腸内環境を改善することが必要である。

- □ 食事は、パンや麺類などの炭水化物が中心
- □ 甘いお菓子、ジュースや炭酸飲料が好き
- □ 子どものころ、耳やのどの感染症に頻繁にかかった
- □ 2～3年に1度以上、抗生物質を服用する
- □ 胸焼けや、胃酸の逆流を防ぐ胃腸薬を飲んでいる
- □ 食べ物や化学薬品にアレルギーがある
- □ 自己免疫疾患と診断されたことがある
- □ 2型糖尿病にかかっている
- □ 帝王切開で生まれた
- □ 母乳よりほとんど粉ミルクで育った
- □ 標準体重を9キロ以上上回っている
- □ 気分が落ち込みがちだ
- □ 日常的に便がゆるい、あるいは便秘症だ

プロローグ

# 最先端科学による衝撃の事実――すべての病気は〝腸〟から！

死は大腸から始まる

――イリヤ・メチニコフ（ロシアの微生物学者、一八四五―一九一六）

医療研究の成果で、私たちの住む世界が二十世紀にどれほど大きく変わったか。

現代ではもう天然痘、赤痢、ジフテリア、コレラが死因になる心配はない。ＨＩＶ感染症・エイズ、数種のがん、心臓病など、命にかかわる多くの疾患の死亡率も大きく低下した。だが、脳の病気や機能不全を考えると、その全体像はまったく違ってくる。自閉症やＡＤＨＤ（注意欠陥・多動性障害）から偏頭痛、うつ病、多発性硬化症（ＭＳ）、パーキンソン病、アルツハイマー病まで、神経をむしばむ病気の予防、治療、治癒には、実質的な進歩は見られない。

また悲しいことに、社会でこういった疾患の発症率が増加していて、急速に手に負えなくなっているのだ。

いくつか数字を検証してみよう。

欧米の先進十カ国では、脳疾患全般による死亡者数は過去二十年間で急増した。これはおもに認知症による死亡が大きく反映されているが、アメリカがその筆頭である。

二〇一三年の報告書によると、一九七九年以降、脳疾患による死亡がアメリカでは男性が六六％、女性が九二％も増加しているという驚くべき事実がある。

この研究を行なったコリン・プリチャード教授はこう話す。

「この統計から、環境や社会の変化が生み出した〝流行病〟の存在を認識する必要がある」

研究者たちはまた、他の死亡原因のリスクがいずれも減少しているのと対照的に、脳疾患の罹患（りかん）が急速に低年齢化して増加しているという。[1]

二〇一三年には、『ニューイングランド医学誌』が、アメリカでは認知症患者一人につき年間約五万ドル（約五百万円）を費やしているという報告書を掲載した。[2] これは年間約二千億ドル（約二十兆円）に相当し、心臓疾患患者の治療費の約二倍、がん患者の治療費のほぼ三倍になっている。

また、アメリカでは成人の約四人に一人、人口の二六％を超える人々が、精神疾患と診断される状態にある。[3]

不安障害を持つアメリカ人は四千万人を数え、アメリカの成人人口の一〇%近くが、それに対しての強い薬を処方されている[4]。

うつ病はアメリカ人の十人に一人（さらに四十代、五十代の女性の四分の一）がかかり、急増が続いている[5]。

アメリカ国内でもっとも処方されている薬品には抗うつ薬のプロザックとゾロフトがある。ただし、どちらの薬品も、うつ病の症状を緩和するもので、その根本原因を治すものではなく、原因じたいは無視されている。

双極性障害や統合失調症など重度の精神疾患患者は、一般の平均寿命より、およそ二十五年早く亡くなる[6]。これは精神疾患に加え、一般的な人と比較して喫煙、過度の飲酒、薬物乱用、肥満、それらに関連した疾患のある場合が多いのも一因である。

偏頭痛を含む頭痛は神経系の疾患でよく見られる症状の一つである。成人人口の半数近くの人が、月に一度以上の頭痛を訴える。これは生活するのに不便だという以上のレベルだ。頭痛は障害や苦痛、生活の質の低下、経済的負担にもつながる[7]。

多発性硬化症（神経系の伝達障害を起こす自己免疫疾患）の患者数は、現在、世界で約二百五十万人、アメリカでも五十万人近くにまでのぼり、ますます広がっている[8]。

そして自閉症だ。過去わずか十五年で七〜八倍に急増し、現代の流行病ともいえる[9]。

ここまであげたもの以外も含めて脳に関連した疾患に対しては、医学的な大きな進歩は見られない。

しかし、明るいニュースもある。

最新鋭の科学では、脳の健康状態、裏を返せば脳の疾患が、〝腸内の状態〟によって驚くほど高次元なレベルで左右されていることが解明されつつある。

今、腸内で起きていることが、神経症状へのリスクを決めるのだ。

にわかには理解しがたいかもしれない。まわりの多くの医師に、自閉症や多発性硬化症、うつ病、認知症などについて尋ねてみると、おそらくお手上げだとして、根本治療法など存在しないと答えるだろうし、また実際に存在しないかもしれない。

私が多くの同僚の医師たち（うれしいことに全員ではないが）と、意見が分かれるのはここなのだ。

神経科医は、神経系、とくに脳内で起こっていることに細かく焦点を当てる訓練を受けているが、必然的に、消化管など、他の体の系統を、脳内の状態とは無関係の個別の存在として見なしがちだ。

つまり、腹痛で苦しんでいる人が、心臓医や神経科医を受診することはない。医療業界全体は、体の部位や個々の系統によって分かれるとされているのだ。同僚の多くもこういうだろう。

「腸内で起こることは腸内の問題だ」

この見方は最先端の科学とはまったく通じていない。

消化器系は、脳内の状態と深く関係しているといわれている。

そして、腸は体全体の健康と精神状態に、あらゆる面でかかわっている。

そのもっとも重要なカギをにぎるのは、「腸内細菌」である。

## 健康を左右する存在「マイクロバイオーム」とは

歴史的に、細菌は〝死の使い〟だといわれてきた。

たとえば、黒死病は一三四七年からわずか五年ほどのあいだにヨーロッパの人口の三分の一近くの命をさらい、ある種の細菌感染症は現在でも世界中で命を奪っている。

だが驚くべきことに、細菌の役割はそれだけではない。

細菌は有害どころか、生命の重要な要素になっていることを考えなければならない。

現代医療の父であるヒポクラテスが、紀元前三世紀にこういっている。

「すべての病気は腸から始まる」

これを説明できる証拠が現れるずっと以前のことだ。

細菌が発見されたのは、オランダの商人で科学者のアントニ・ファン・レーウェンフックが十七世紀後期に手づくりの顕微鏡で自分の歯垢を見て、彼の名づけた「極微動物」が住む隠された世界を知ったときだった。今日（こんにち）では、このレーウェンフックが「細菌学の父」とうたわれている。

十九世紀には、ロシア出身の微生物学者でノーベル賞受賞者のイリヤ・メチニコフが、人間の長寿と腸内細菌の健全なバランスが、驚くほど直接的に関係していることを証明し、「死は大腸から始まる」ことを確かめた。

彼の発見の当時はまだ、血液を抜くことで治療する瀉血（しゃけつ）が一般的に行なわれている時代であったが、それ以後、人間の疾患の九〇％までは、腸の不健康な状態が原因であるという研究が進んでいった。

病気が腸で始まることが確かなら、健康や長寿にも同じことがいえる。また、善玉菌は悪玉菌の数より多くなければならないといったのも、このメチニコフである。

残念なことに、現在、大半の人は望ましい状態を超えた悪玉菌を体内に持ち、善玉菌の量や種類が不足している。これほど多くの人が脳疾患に苦しむのも不思議ではない。

メチニコフが今も生きていたら、惨状を嘆き、進んで医療革命に加わっただろう。


今、あなたの体には、自分自身の細胞数の十倍もの大量の数の生物が住みついている（幸い細胞のほうがずっと大きく、自分の体より十倍重くなることはないのでご安心を！）。

これら約百兆の目に見えない生物、すなわち細菌は、体の内側も外側も、口や鼻、耳、腸、性器の他、皮膚のすみずみまでおおいつくしている。細菌をすべて体から引き離せたとしたら、二リットルほどの容器を満たすほどだ。

こうした細菌は大半が消化管を住みかとし、人間の健康のおよそあらゆる面を支配し、支えていると考えられる。そして人間の体はこれらの細菌だけでなく、その遺伝物質とも相互に作用しているのだ。

この複雑な体内環境を、**「マイクロバイオーム」**と呼ぶ。「マイクロ」は微細な、「バイオーム」は大きな住みかという意味だ。

髪の色や血液型など個々の性質を決めるほんの少量の遺伝子の違いはあっても、ヒトゲノムは誰もほぼ同じだが、腸のマイクロバイオームはたとえ一卵性双生児であっても大きく異なる。

このマイクロバイオームの状態が健康長寿のカギではないかと、医療の最先端での研究が行なわれている。

アメリカ国立衛生研究所（ＮＩＨ）はヒトゲノム解析計画の拡大プロジェクトとして、二〇〇八年にヒト・マイクロバイオーム・プロジェクトを立ち上げた[10]。

マイクロバイオームの変化が健康と、その反対に病気にどのように関係しているかという研究に、最高レベルの科学者たち数名が指名された。

もっとも焦点が当てられているのが腸だ。腸は細菌がもっとも多く住む場所であり、後述するが、人間の全生理機能のいわゆる中心となるからである。

私たちの腸に住む細菌は免疫系機能、解毒、炎症、栄養の吸収、炭水化物や脂肪をどのように利用するかなど、さまざまな生理行動に作用している。これらすべてのプロセスは、アレルギー、ぜん息、ＡＤＨＤ、がん、糖尿病、認知症などにも強く影響する。

マイクロバイオームは気分や性欲、代謝、免疫、さらには認知力や意識の明瞭さにまで影響する。また、太っているか、やせているか、精力的か無気力かを決めるのにもひと役買う。

簡単にいえば、感情的にも身体的にも、われわれの健康に関することはすべてマイクロバイオームの状態で決まるということだ。

そしておそらく、体の他のどの部分よりも、脳ほど腸内細菌の変化に敏感なものはないだろう。

二〇一四年、アメリカの国立精神衛生研究所はマイクロバイオームと脳のつながりに焦点を当てた新たな研究プログラムに、百万ドル超（約一億円）を投資した。[11]

## 腸が健康になると、病気が治る

健康なマイクロバイオームをつくるために、簡単な食事の見直しと、ときにはより積極的な技術を利用し、私は症状を劇的に変化させてきた。

たとえば、重度の多発性硬化症で車いすと膀胱（ぼうこう）カテーテルが必要だった男性。治療後、カテーテルが不要になり、補助なしでの歩行能力を回復したばかりか、多発性硬化症の症状が完全におさまった。

また、重度の自閉症の十二歳、Jくんは、言葉が文章になるように話せなかった。本書の5章では、治療により、今や別人のように変身を遂げた彼の様子を知っていただきたい。

この他、慢性的な痛みや疲労、気分の落ち込みから深刻な腸疾患や自己免疫疾患まで、さまざまな症状が完全に消えた数多くの事例がある。

こうした事例は私にとって特別なものではないが、一般的に見れば、確かに奇跡的な回復だ。私は毎日こうした事例を目のあたりにしてきた。

そして読者のみなさんも「腸の健康」を通して、「脳の運命」を前向きに変えることができるのだ。本書でその方法を示していく。

学術的、臨床的な研究から、また世界でトップクラスの医学会議での驚くべきデータから明らかになったこと、またこの知識をどう利用できるのかも紹介する。

腸の健康状態、さらに脳の認知機能を改善して、今後の生活を向上させるガイドラインにもなるだろう。たとえば、次のような症状に効果をあげている。

- ADHD（注意欠如・多動性障害）
- ぜん息
- 自閉症
- アレルギーと食べ物への過剰反応
- 慢性疲労
- 気分障害（うつ病、不安障害を含む）
- 糖尿病

・糖質や炭水化物を必要以上に求めること
・肥満
・記憶障害と注意障害
・慢性の便秘または下痢
・風邪や感染症
・不眠症
・痛みを伴う関節の炎症と関節炎
・高血圧
・アテローム性動脈硬化症
・セリアック病、過敏性腸症候群（かびんせいちょう）、クローン病を含む腸疾患
・慢性のイースト菌感染症
・にきびや湿疹などの皮膚のトラブル
・口臭、歯周病、歯のトラブル
・トゥーレット症候群（チックなどを伴う発達障害の一種）
・月経過多と更年期障害
・その他諸症状

それほど重大な健康問題でなくても、機能不全のマイクロバイオームはやっかいな頭痛や不安感、集中力の低下、その他の不調の原因になりえる。

健康なマイクロバイオームをつくる方法と、良性のマイクロバイオームが悪性に変わる原因は後ほど解明していくが、まず健康とマイクロバイオームに直接関係するのは、「食べ物」だ。

## 体は「今日食べたもの」でできている

食べ物が人間の健康にもっとも重要な要素であるという考えは、新しいものではない。古い格言にこうある。

「汝（なんじ）の食事を薬とし、汝の薬は食事とせよ」(12)

食事の内容によって、マイクロバイオームやその健康状態を変えることができるのだ。

つい先日、ハーバード大学医学部の客員教授でマサチューセッツ総合病院のアレシオ・ファサーノ博士と面談する機会があった。博士はマイクロバイオーム科学の分野で世界的権威として認められている。博士は私にはっきりこういった。

「健康とマイクロバイオームにとって一番大事な要因は〝何を食べるか〟だ」と。
摂取するものが問題だとは、なんと心強いことだろうか。自分でどうにかできることだからだ。

私が前著『「いつものパン」があなたを殺す』で書いたように、脳の退化につながる二つのキーワードは、「慢性の炎症」と「フリーラジカルの活動」だ。

フリーラジカルとは、今は体を錆(さ)びさせる炎症の副産物だと思っていただければいい。本書ではこれらのメカニズムを、さらにくわしく見ていく。

腸内細菌叢(さいきんそう)（**腸内フローラ**——細菌が腸内で織りなす生態系を、花畑のように見立ててこう呼ばれる）が、実は炎症やフリーラジカルへの耐性の有無に深くかかわっている。

言い換えれば、マイクロバイオームの状態が、体の中の炎症を左右するということだ。

本書の食事療法には、基本のカギが六つある。①プロバイオティクス、②プレバイオティクス、③発酵食品、④低炭水化物、⑤グルテンフリー、⑥体にいい脂肪、である。これらの要素がマイクロバイオームにどのような役割をになっているか説明していく。

読者のみなさんも、この治療法の効果を数週間で実感できるだろう。

プロバイオティクスとは、人体にいい影響を与える細菌が豊富な素材のこと。

今では多くの食品で当たり前のように使われており、多様な選択肢があるが、どのように選べばいいか知っていただきたい。

プレバイオティクスは、腸に住む善玉菌が好んでエサにする栄養素のこと。これは腸内細菌のバランスを維持し、健康を守る基礎的な役割をになっている。ニンニクやキクイモ、タンポポの葉のような食材や、キムチ、ザウアークラウトのような発酵食品が体の全体的な健康のレベルを高め、とくに脳の機能を保護してくれる。

当然ながら、他に生活習慣も脳の健康づくりの要因になる。

第1部では、本書のプログラムにとりかかる前に、必要となる基礎を説明する。脳の健康を保つ画期的なアプローチだ。

## 〈自己チェック表〉あなたの腸内リスクは何か?

体内のマイクロバイオームの状態を、一つのテストで診断できる方法はまだ確立されていないが、簡単な質問に答えるだけでその手がかりをつかむことができる。

次の質問に対して、「はい」にあてはまることが多い人は、精神衛生にかかわる病気を発症する可能性、あるいは機能不全のマイクロバイオームを持っている可能性が高く、健康リスクは高いかもしれない。しかし、悲観することはない。

本書を読めば、腸の健康、そして脳の健康を管理できるようになる。

質問の答えがわからなければ、次の質問に飛ばしていい。

とくに気になる、さらに深く知りたいと思った質問についても、本書の中にはその答えが書かれている。まずは①から⑳に答えていただこう。

①母親はあなたを妊娠中に抗生物質を服用しましたか？
②母親はあなたを妊娠中にステロイド剤（プレドニゾロンなど）を服用しましたか？
③帝王切開で生まれましたか？
④母乳を与えられた期間が生後一カ月未満でしたか？
⑤子どものころ、耳やのどの感染症に頻繁にかかりましたか？
⑥子どものころ、耳の治療でイヤーチューブ（中耳に空気を送る機器）が必要でしたか？
⑦扁桃腺を摘出していますか？
⑧これまでに一週間を超えるステロイド治療（鼻または口からの吸入器を含む）を受けたことがありますか？

⑨二〜三年に一度以上、抗生物質を服用しますか？
⑩制酸薬（消化剤、胃酸の逆流を防ぐ胃腸薬）を服用していますか？
⑪グルテンに敏感ですか？
⑫食物アレルギーがありますか？
⑬日ごろ使う製品に含まれている化学薬品にとくに敏感ですか？
⑭自己免疫疾患と診断されたことがありますか？
⑮二型糖尿病にかかっていますか？
⑯標準体重を九キロ以上上回っていますか？
⑰過敏性腸症候群を発症していますか？
⑱月に一度以上、下痢か便がゆるいことがありますか？
⑲月に一度以上、下剤の服用が必要な便秘症ですか？
⑳気分が落ち込みがちですか？

それぞれの質問にどんな意味があるかは、後述していく。

# 第1部

# 一生の健康を約束する、「腸内フローラ」を育てなさい

Brain Maker

The Power of Gut Microbes to Heal and Protect Your Brain–for Life

彼らには、目も耳も鼻も歯もない。手足も心臓も、肝臓も肺も脳もない。呼吸をしたり食べたりすることもない。肉眼で見ることすらできない――。細菌は驚くほど単純な生物だ。

だが、あなどるなかれ。さまざまな面で非常に複雑で洗練された生物の集まりである。

血液が沸とうするような高温でも生きられる種類もいれば、氷点下でも活発なものもいる。人間が耐えられる濃度の数千倍の放射線にも平気な種類もいる。そして、糖やデンプンから日光や硫黄まで、何でも喜んでエサにする。

細菌は地球上のすべての生命の基盤であり、細菌がいなければどんな生物も、人間も、絶対に生きられないのだ。

ある種の細菌が病気を引き起こし、命を奪うことすらあるのは、よく知られているが、細菌は体の内も外もすべておおって私たちと共生しているだけでなく、生きていく上で必要な、実にさまざまな機能を支えている。

第1部では、人間のマイクロバイオームを見ていく。マイクロバイオームとは何か、どう機能するのか、腸内にいる細菌と脳との切っても切れない関係を知っていただきたい。また、健康なマイクロバイオームの育成や、あるいはその妨げになる要素も見ていこう。肥満症、アルツハイマー病から神経・脳の疾患まで、現代の流行病はマイクロバイオームの病気や機能不全に起因しているらしいことがすぐに見えてくる。

# 1章

# 人は誕生から死まで「細菌」とともに生きている

## 同じ日に生まれた2人の子どもの運命

地中海に浮かぶ、ギリシャのある美しい島で、男の赤ちゃんが自然分娩で誕生する。生後二年間、母乳で育てられ、その後は、おもに家庭菜園でとれた野菜と、地元の魚や肉、自家製ヨーグルト、ナッツや種（シード）、そしてたっぷりのオリーブオイルを食べて育つ。

やがて小さな学校に通いながら農場で両親を手伝って野菜を栽培し、育てたハーブからお茶を、ブドウからはワインをつくる。空気はきれいで、汚染とは無縁だ。ファストフードや濃縮還元のフルーツジュース、炭酸飲料などを口にすることはめったにない。

活発に動き回ることが当たり前なので、体はいつも引き締まっている。近所の仲間とよく遊び、音楽に合わせて踊る。夜、家の中でもソファでじっとなどしてはいない。

病気になると、両親が地元産のはちみつをスプーンに一杯与える。抗生物質はいつも手に入るというわけではないのだ。

男の子は自閉症ともぜん息とも、ＡＤＨＤとも診断されることはない。この先、うつ病やアルツハイマー病などの重度の脳疾患を発症することはないだろう。そしてきっと元気に老齢期を迎える。この男の子の暮らすイカリア島は、九十代の割合が世界一高い地域なのだ。島に暮らす人の三人に一人は心身ともに元気に百歳を迎える(1)。

また、がんの発症率も世界の平均値より二〇％低く、心臓病は平均値の半数、認知症に至っては、ほぼゼロを誇っている。

ところ変わって、同じ日、アメリカのある都市で女の赤ちゃんが生まれる。選択的帝王切開で生まれ、人工栄養だけで育つ。幼少期には慢性中耳炎からのどや鼻の感染症まで複数の感染症を患う。普通の風邪をひいても抗生物質が処方される。食生活は加工食品、精製糖、体によくない植物性脂肪があふれている。

六歳になるころには肥満体で糖尿病予備軍と診断される。大きくなるにつれ、電子機器を自在にあつかうようになり、ストレスの多い学校で青春時代の大半を過ごす。抗不安薬を服用し、問題行動を起こし、集中力の欠如からしだいに勉学が困難になってくる。

大人になると、気分障害や不安障害、偏頭痛、多発性硬化症（ＭＳ）のような脳疾患のリスクが高くなり、年をとればパーキンソン病やアルツハイマー病を発症する可能性がある。

アメリカで死亡要因の上位の疾病は、前述のギリシャの島ではほとんど見られない慢性病であり、認知症もその一つだ。

この二人には何が起こっているのだろうか?

ここ数年間の新しい研究により、乳幼児期からの生活環境と、短期、長期の健康状態とにどのような関係があるか、より深くわかってきた。それより、科学者たちは人間のマイクロバイオームと健康状態の関係性を研究している。

先の疑問に対する答えは、前述の二人の子どもたちの乳幼児期の環境や経験の差にある。おおまかにいうと、その一部がその人のマイクロバイオームの発達を決めるということだ。マイクロバイオームは、一生を通じて健康や脳の機能において大きな役割をになっている。

この二人の子どもたちの人生のシナリオは、私の創作がまじっているし、もちろん、人間の寿命や生涯にわたる特定の病気のリスクには、さまざまな要因がある。

だが、前述のアメリカ生まれの女の子の乳幼児期の経験は、脳の健康の面だけを見ても、ギリシャ生まれの男の子とはまったく違っていることに注目していただきたい。

もちろんこのギリシャのイカリア島は実在の島である。トルコ西海岸からおよそ三〇マイル(約四八キロ)に位置する。この地は「ブルーゾーン」とも呼ばれ、住民たちは欧米の先進国よりも長く健康な一生を送っている。ここではみな、毎日ワインとコーヒーを飲み、ゆうに八十歳を超えても活動的で、人生の最期まで認知力もしっかりしたままだ。

ある有名な研究によると、イカリア島の男性が九十歳に達する割合は、アメリカ人男性の四倍近い。しかもより健康な状態であることが多い[2]。

また、同じ研究では、イカリア島の男性は心循環系の疾患やがんを発症する年齢がアメリカ人男性より十歳も遅く、うつ病を発症することはほとんどないという。八十五歳を超える人の認知症の発症率は、同年代のアメリカ人と比較してごくわずかである。

これらのまったく異なる二カ所での調査結果について科学が完全に解明したとき、またアメリカの健康問題の根本がわかったとき、人間のマイクロバイオームの存在が真っ先に注目されると私は確信している。

ここからは細菌が酸素や水のように、人間の健康にとって欠かせない重要なものだと証明していく。

腸内フローラが、脳や脳に関連した病気とどんな関係があるのだろうか?

実は、想像以上に深い関係があるのだ。

## 心臓、肺、肝臓、脳と同等の、大切な器官

腸内に住んで消化を助ける細菌は、まさにスーパーヒーローと呼ぶにふさわしい。

人間の腸内には一万種類以上の細菌が住んでいると推計されるが、三万五千種類を超えるという専門家もいる[3]。

腸内細菌はイースト菌、ウイルス、原生動物、真核生物などとともに、健康に重要な役割をになう。

中でも体の生理機能、とくに神経系と共働するキープレイヤーとなるのは概して腸内細菌である。すべて集めるとそれだけで一・五～二キロほどの重さになり、脳とほぼ同じ重量になる（ちなみに大便の重量の実に半分は、不要になった腸内細菌である[4]）。

食べたものを栄養素に分解して吸収する過程を、中学・高校時代に習ったことがあるだろう。胃酸や酵素、消化を導くホルモンについても学んだのではないか。

しかし、消化管の中に実在する生態系が、実は体全体のシステムのほとんどをコントロールしていることは聞いていないだろう。腸内細菌のＤＮＡが自分自身のＤＮＡよりも健康状

態にはるかに影響しているということは、当時のテストに出なかったはずだ。

まるでSF映画のような話に聞こえるかもしれない。しかし、研究結果ははっきり証明している。

腸内フローラは、心臓や肺、肝臓、脳と同様に、独立した一器官に相当するはたらきをしている。最新の科学によると、腸壁に住む彼らには次のような仕事がある。

・栄養分の消化と吸収を助ける。

・悪性の細菌（有害菌）、有害ウイルスや有害寄生虫などの侵入者に対して、自然のバリアを構築する。泳げるように毛髪状の糸を持つ細菌もいる。この糸は「鞭毛（べんもう）」と呼ばれ、胃に入ってきた致命的なロタウイルスの侵攻を防いでいる[5]。

・「解毒器」として機能する。腸内の細菌は感染症の防止と、腸内に侵入する多くの毒素に対する防衛線の役割をになう。腸内細菌は食物とともに体内に入ってくる多くの毒素を中和するので、第二の肝臓ともいえる。拡大して解釈すれば、腸内の善玉菌を死滅させてしまうと、肝臓の負担を増やすことになる。

・免疫系の反応にいい影響を与える。意外なことに、腸は体内で最大の免疫系器官である。さらに腸内細菌は特定の免疫細胞をコントロールして、体が自分の組織を攻撃する自己免疫を防ぐことで、免疫系統を助ける。

・体内ではたらく重要な酵素や物質、ビタミンや神経伝達物質を含む「脳に必要な物質」を生成して放出する。

・内分泌腺（ホルモン）のシステムへはたらきかけ、ストレスをとりのぞく力をつける。

・良質の眠りをうながす。

・さまざまな慢性疾患につながる「炎症」が伝わる経路を制御する。

健康な腸に住む善玉菌が、ただ何もせずにブラブラしている存在でないことは明らかだ。逆に、悪玉菌は、さまざまな器官や系統に直接的、間接的に影響し、脳障害や精神疾患だけでなく、がんやぜん息、食物アレルギー、糖尿病や肥満などのメタボリック症状、自己免疫疾患のリスク要素にもなる。簡単にいえば、人間の健康を支配しているのだ。

長く継続できる住みかを形成するタイプの細菌もいれば、移動性の細菌もいる。移動性のものは通りすぎていくだけだが、それでも大きな影響力を持つ。

人間の消化管内を移動し、種類や特性によっては体の健康状態全体に影響を与える。定住せずに短期間だけ小さな住みかを形成し、その後は腸の動きに合わせて移動するか死滅する。

しかし、その一時的な住みかで、多くの任務を遂行する。

## 緊張するとお腹がキューッとなる

最近、緊張、不安、恐れを感じて、または気分が高まりすぎて胃が痛くなったことはないだろうか。たとえば大事な試験の前、大勢の人の面前でのスピーチ、結婚式の前などだ。研究者たちは、腸と脳の密接な関係が実際には双方向性であることを、まさに解明しつつある。

考えただけで胃が痛くなるのと同じように、腸もその健康な状態や不安定な状態を神経系統に伝えることができるのだ。

十二の脳神経の中でももっとも長い迷走神経は、腸の神経系と中枢神経系の中にある何億もの神経細胞同士の主要な情報経路である。第X脳神経とも呼ばれ、脳幹から腹部におよび、私たちがいちいち考えなくても体に指令を発する。

たとえば、心拍数の維持や消化のコントロールなどの大事な指令だ。そして腸内細菌の数が、迷走神経に沿った細胞の刺激や機能に直接影響を与えることがわかっている。腸内細菌の中には、実際に化学信号を送るものもいる。これはまさに神経細胞(ニューロン)のはたらきと同じだ。そしてその化学信号は、迷走神経を通じて独自の言語で脳に語りかけるのである。

神経系といえば、脳と脊髄を思い浮かべるだろう。しかしそれは中枢神経系でしかない。腸の神経系、つまり消化管に固有の神経系も考慮しなければならない。中枢神経系と消化器官の神経系は、胎児の発育中に同じ組織からつくられるもので、迷走神経で結ばれている。

迷走神経(vagus nerve)は、消化器系を通じて脳の外側をさまようこの神経にふさわしい名称だ(「放浪者 vagabond」という英単語も、この「迷走 vagus」からきている)。

腸内の神経細胞は無数にあり、多くの研究者たちがその全体を「第二の脳」と呼んでいるほどだ。

この「第二の脳」は筋肉や免疫細胞、ホルモンをコントロールするだけでなく、非常に大事なものを生み出している。

一般に普及している抗うつ薬パキシル、ゾロフト、レクサプロなどは、脳内の「気分を安定させる」化学物質セロトニンの合成を高める。しかし、体内のセロトニンの八〇~九〇%は、腸内の神経細胞が生成しているのだ。(6)

実は腸内の「第二の脳」はハッピー分子であるセロトニンを、頭のほうの脳よりも多くつくっている。

うつ病の治療に、抗うつ剤より食事の改善のほうが効果的であることが多いのは、一つにはこのためかもしれないと、多くの神経学者たちや精神科医たちは気づき始めている。

最近の研究では、「第二の脳」は「第二」どころではないこともわかってきている。[7] 頭のほうの脳の指令や支援がなくても、「第二の脳」は独立して多くの機能をコントロールすることができるからだ。

このあとの各章でも「マイクロバイオーム」について触れていくが、あまりに多くの生理的機能があることに驚かれると思う。

たとえば、免疫細胞の役割と、すい臓から送り出すインスリンの量など、まったく関連がなさそうに見える。しかし、実はこの二つをつなぐ、「腸内の住民」という共通の要素があるのだ。

さまざまな点で、細菌は体のゲートキーパーであり統治者だ。細菌は体の司令部を形成し、健康にとって目立たないヒーローであり、パートナーである。

そして生理機能を、オーケストラを編成するがごとく組み立て、想像したこともないようなはたらきをしているのだ。

## 逃げるべきか、戦うべきか

腸から脳までの点を結ぶときに、ストレスに対する体全体の反応を考えるとわかりやすい。ストレスは、身体的（たとえば突然大きな音がしたので走って逃げるなど）にも、精神的（たとえば上司との口論を避けるなど）にも影響する。

残念ながら、体はストレスを身体的なものか精神的なものか区別できるほどかしこくない。大きな音から逃げようとするときと、上司の机に近づいていくときに、心臓の鼓動が同じくらい激しくなるのはそのためだ。どちらの状況も、体はストレスだと認識する。実際は大きな音のほうが、深刻な命の危険かもしれないのだが。

そのため両方とも、体はステロイドとアドレナリンであふれ、免疫系も炎症性サイトカインと呼ばれる化学信号を放ち、警戒態勢に入る。これはたまにストレスを受けたときには効果があるが、体が常にストレスを受けている状態（または受けたと感じている状態）の場合はどうだろうか。

いつも何かから逃げている状態などほとんどないが、身体的なストレスには、命を奪うかもしれない毒物や病原体との接触も含まれる。そしてそういった毒性の高い食べ物を選ぶだけでも、日々危険にさらされるのだ。

とはいえ、みずからが好まない物質や成分に接触しても、いちいち動悸はしないが、免疫反応を起こすことはほぼ確実である。

その結果、体の中で「炎症」が生まれるのだ。つまり、心臓疾患やパーキンソン病、多発性硬化症、うつ病、認知症などの脳疾患から自己免疫疾患、潰瘍性大腸炎、がんまでの慢性疾患を引き起こす。

次の章ではこのプロセスをよりくわしく見ていくが、現段階ではあらゆる疾患はこの「暴走した炎症」に起因し、その炎症は免疫系がコントロールしていると、覚えておいてもらいたい。

では、マイクロバイオームがどこで登場するのか？　マイクロバイオームは免疫反応をコ、、、、ントロールしているのだ。

有害な化学物質や細菌に対しての防御システム——それが免疫だ。

免疫系は、バランスが保たれているときは適切に機能する。しかし、免疫系がはたらかなくなると、体はただちに病原菌の餌食になる。免疫系が適切に機能しなければ、一匹の蚊に刺された程度の些細なことでも致命的になることがわかっている。

そして、それ以上に命の脅威となるような生物に、あなたの体はいつも住みかにされており、免疫が適切に機能していなければ簡単に死に至ることすらある。

過剰に活動する免疫系は、アレルギーのような合併症を引き起こすことがある。重度の場合は反応が暴走して、アナフィラキシーショックを発症する場合がある。これは死に至る場合もある過度の反応だ。

さらに免疫系が誤ったほうに向かった場合、自分自身の体のふつうのタンパク質を自分のものだと認識できずに攻撃するかもしれない。

これが自己免疫疾患の基本的なメカニズムであり、通常は免疫の攻撃を抑制する薬物で治療するが、この薬物には大きな欠点がある。腸内フローラを変えてしまうことなどである。

移植患者が、命を救うはずの臓器を拒絶するのも免疫系のしわざだ。そして、体ががん細胞を認識して除去するのを助けるのも免疫系——と、体内で数々の役割をになっている。

## 「免疫力アップ」は腸にかかっている

腸には独自の免疫系がある。

腸管関連リンパ組織（ＧＡＬＴ）と呼ばれるものだ。これは体の免疫系全体の七〇～八〇％を占める。この数値から腸の重要性、そして脆弱性がわかるだろう。もし、腸内で起こることが命にそれほど危険をおよぼさないのであれば、免疫系の大半が腸に集まり、腸を保護する必要もないはずだ。

免疫系の大半が腸に配置されている理由はシンプルだ。

腸壁が外界との境界だからである。皮膚を除けば、体がなじみのない物質や生物と接触する機会がもっとも多いのは腸なのだ。そして腸は体内のすべての免疫細胞とも常につながっていて、腸内で問題のある物質を見つけると、他の免疫系にも注意を呼びかける。

腸壁はみずからが健康を保ちながら、同時に、腸内細菌と免疫系の細胞の信号を結ぶ役割をになう。

マイクロバイオームについての二〇一四年の医学会議で、先述のハーバード大学のファサーノ博士は、腸内細菌から信号を受けとるこれらの免疫細胞は、体の「第一の反応者」であると話していた。

つまり、腸内細菌は免疫系に警戒させながらも、完全な防御モードではないほどよい状態にバランスをとっている存在なのである。これが腸内の免疫系が食べ物に対し、不適切な反応をして自己免疫反応を起こすのを防いでいる。

ここからは、腸に関係したリンパ組織が、体全体の健康維持にいかに重要であるかを見ていきたい。リンパ組織は、いわば体内の軍隊であり、腸内のパイプラインに侵入する脅威に対し、常に目を光らせている。

人間、動物のどちらの研究でも、悪性または病原性の腸内細菌は病気を発症させるが、その引き金となる条件は一つではないことがわかっている。

たとえばヘリコバクター・ピロリは潰瘍を引き起こすことは知られている。しかし、病原性の細菌は腸内で免疫系とも接触し、体のストレス反応系のスイッチを押して、炎症分子とストレスホルモンを放出させる。

最新の研究によると、人間が痛みをどう感じるかは、悪玉菌が変えている場合があるという。不健康なマイクロバイオームを持つ人のほうが、痛みに対してより敏感であるかもしれないのだ[8]。

腸内の善玉菌は、正反対のはたらきをする。

悪玉菌の影響を最小限に抑え、免疫系、内分泌系の双方と積極的に相互作用する。すなわち、善玉菌は慢性免疫系反応を鎮めてくれるのだ。またコルチゾールとアドレナリンの抑制も助ける。これら二つのホルモンは、ストレスと結びつくと流れ続けて体をむしばむ可能性がある。

腸内細菌の大きい集団はそれぞれ特徴が異なり、異なった効果を生む。腸内細菌のうち、結腸で細菌総数の九〇%超を占める二つが、フィルミクテス門とバクテロイデス門である。

フィルミクテス門は「脂肪を好む」細菌として悪名高い。フィルミクテス門系統の細菌は複合糖質を消化するための酵素を多く蓄えていて、消化した食べ物からのエネルギー、すなわちカロリーの抽出に大きな威力を発揮することがわかっている。最近では脂肪吸収率の増加を助けていることも判明した[9]。

研究者たちは、肥満の人はやせている人よりも腸内フローラ中のフィルミクテス門の値が高いことを発見した。やせている人はバクテロイデス門のほうが優勢なのだ[10]。

実のところ、フィルミクテス門とバクテロイデス門の二つのグループの比率（F／B）が、健康や病気のリスクにかかわっている。さらに、フィルミクテス門の値が高いと、肥満、糖尿病、さらには心血管疾患のリスクを増やす遺伝子のスイッチがオンになることがわかった[11]。なんと、これらの細菌の割合を変えれば、実際のあなたのDNA発現を変えられるのだ！

現在、もっともさかんに研究されている二つの細菌は、ビフィドバクテリウム属とラクトバチルス属である。

長い名前で覚えられないなどという心配はご無用。健康づくりに理想的なはたらきをする細菌が、どの種でどの程度の量が必要かはまだ確実なことはいえないが、一般的にはその多様性がカギだと考えられている。


細菌には、体にいい「良性」と、体を傷つける「悪性」の二つの種類がある。

しかし、それらを分ける境界線は、思うほど明確ではない。全体的な多様性がカギであり、それぞれを比較した割合が大事である。比率が適切でない場合は、健康に効果的なはずの種が悪性に変化することがある。

たとえば悪名高い腸内細菌である大腸菌は、ビタミンKを生成するといういい面もあるが、重病の原因にもなる。前述のヘリコバクター・ピロリは消化性潰瘍を引き起こす細菌であるが、食べすぎを防ぐために食欲を抑えるというよいはたらきもする。

もう一つ例をあげたい。

クロストリジウム・ディフィシル菌という、放置すると命にかかわる感染症につながる細菌がある。

この細菌が引き起こす病気は激しい下痢を伴うのが特徴で、現在でも一年に約一万四千人のアメリカ人の命を奪っている[12]。このクロストリジウム・ディフィシル感染症は過去二十年で急速に増加しており、一九九三年から二〇〇五年のあいだに成人の入院患者の症例数が三倍に増え、二〇〇一年から二〇〇五年のあいだに二倍超に増えている[13]。

死亡率も大きく上昇しているが、変異した毒性の高い種(しゅ)が現われたことがおもな原因である。

通常、赤ん坊のときには誰でもかなりのクロストリジウム・ディフィシル菌を体内に持っていて、それが問題になることはない。新生児の六三%、乳児でも三分の一が腸内にこの菌を有している。

しかしたとえば、特定の抗生物質の乱用などによって腸内環境の変化が起こると、この細菌が増えすぎて、命にかかわる疾患につながる。幸い、今はこうした感染症に大変効果的な治療法がある。他の細菌を利用して、崩れた腸内細菌のバランスを回復するのだ。

ここで、浮かぶ疑問がある。
まるで自分の家族のような、腸内の細菌たちはどこからやってきたのか？
言い換えると、どのように私たちの体の一部になったのか？

## あなたも「細菌まみれ」で生まれてきた！

マイクロバイオームについて解明されていることの多くは、いわゆる「無菌マウス」の研究結果からわかったことだ。無菌マウスは、腸内細菌を持たないようにつくられたマウスのこと。不足する細菌の影響や、反対に、特定の種類の菌にさらされた結果を観察できる。

無菌マウスには、たとえば、激しい不安、ストレスコントロールの不能、慢性的な腸や全体的な炎症、脳由来神経栄養因子（ＢＤＮＦ）と呼ばれる脳の成長に大事なはたらきをするホルモンの低下などが見られた[14]。

しかしこうした諸症状は、ラクトバチルス・ヘルヴェティクスやビフィドバクテリウム・ロングムなど一般的なプロバイオティクス二種類を豊富に含む食事を与えると改善する。

私たち人間は誰でも母親の子宮内ではほぼ無菌の環境にあり、細菌は体内にいない状態だったとされている（私はこの認識は近々くつがえされると考えている。新しい科学では、胎児は胎盤を通して細菌に接触する可能性があり、マイクロバイオームはそこで始まっているという説を立てているからだ[15]。この問題については、より決定打となる研究結果が得られるのを見守りたい）。

現在は、胎児が産道を通過するときに膣内の細菌に接触し、胎児のマイクロバイオームが発達し始めると考えられている。

そして想像したくないかもしれないが、母親の肛門付近の糞便（ふんべん）も、新生児を健康に育てる細菌を与えてくれる。

健康な免疫系をつくるための初期的かつ、重要な要素は、分娩方法にあるのかもしれない。マイクロバイオームの将来を決定するカギの一つだ。

人には体の炎症の平均的、または基本的なレベルがある。一定の温度に設定された、体内に埋め込まれた体温計だと思っていただければいい。これを「セットポイント」といい、たとえば華氏七八度（摂氏約二五・五度）などと表わし、これが高ければ全体的な炎症レベルは基本のセットポイントが低い人よりも高い。

ばらつきはあるものの、全体として体温（炎症のセットポイント）が高い場合と、低い場合がある。前述のように、どのように生まれたかが初期のマイクロバイオームの発達に影響し、それが先天的な炎症のセットポイントに影響する。

このセットポイントは変えられるのだろうか？　この質問には、先回りしてはっきり「変えられる」と答えておこう。食事や運動で体重や肥満度のセットポイントを変えられるように、基本的な生活習慣を変えることで炎症のセットポイントも変えられる。しかし、その前に、乳幼児期の経験が影響力を持つことと、分娩方法が新生児の一生の健康リスクを形成することを覚えておいてもらいたい。

帝王切開で生まれた新生児と自然分娩で生まれた新生児を比較する、いくつかの研究がある[16]。それぞれのグループのマイクロバイオームに多く見られる特徴の比較に加え、健康状態を調べると、さまざまな結果が得られた。

新生児の腸内細菌の種類と母親の産道の細菌には、明らかに相関関係があることがわかった。

二〇一〇年に遺伝子配列を使って、母親と新生児から採取した細菌群を調べたところ、自然分娩で生まれた新生児は母親の産道のマイクロバイオームと類似した細菌群を得ており、そこには有益なラクトバチルス属が多い。一方で、帝王切開で生まれた新生児は母親の皮膚の表面に見られる細菌群を得ている。皮膚の表面とは、有害なブドウ球菌が多く住んでいる場所である。[17]

二〇一三年に『カナディアン・メディカル・アソシエーション・ジャーナル』が、ある研究結果を明確な事実として報告した。幼児の腸内フローラの乱れは、アレルギーやぜん息、がんなどのさまざまな炎症や免疫疾患と関係があるというのだ。[18]

この研究を行なった科学者たちは、新生児の出生時の過程と、母乳と人工栄養のどちらで育ったかが大きな影響力を持つと強調し、そのため腸内フローラを「健康と病気に多様な役割」を持つ「スーパー器官」と呼んでいる。

その研究に関連して、コロラド大学ボルダー校ナイト研究所のロブ・ナイト博士が次のようにコメントしている。

「帝王切開で生まれた子どもや人工栄養で育った子どもは、後にさまざまな症状のリスクが増えるかもしれない。どちらの要因も、子どもが健康でも腸内フローラを変化させてしまうもので、これがリスク増加のメカニズムかもしれない[19]」

ニューヨーク大学のマイクロバイオーム・プログラムを監督するブレイザー博士は、現在アメリカで生まれる新生児の三分の一は帝王切開で、一九九六年から五〇%も増えていると指摘する。

この傾向が続けば、二〇二〇年までにはアメリカで生まれる新生児の半分が帝王切開ということになるだろう。ブレイザー博士は、次のような事実を述べている。

「細菌にどんな名前をつけようが重要ではない。もっと大事なことは、帝王切開で生まれた子どもが持つ最初の細菌は、長年にわたる人類の進化の歴史が選んでこなかった細菌だということである[20]」

膣を通って生まれる場合に対し、腹部から生まれる場合の健康について、衝撃的な統計結果が得られている。帝王切開で生まれた場合に発生しうることを少し見ていただきたい。

・アレルギーのリスクが五倍に増加した[21]。
・ADHDのリスクが三倍に増加した[22]。
・自閉症のリスクが二倍に増加した[23]。
・セリアック病のリスクが八〇%増加した[24]。
・成人になってからの肥満のリスクが五〇%増加した（後述するが、肥満は認知症のリスク増加に直結する）[25]。

・一型糖尿病のリスクが七〇％増加した[26]（糖尿病は認知症のリスクを二倍超にする）[27]。

はっきり申し上げておくが、帝王切開はもちろん人命を救い、特定の状況では医療として必要なことだ。

しかし、リスクの高い出産をあつかう産婦人科医や自宅出産の助産師を含めた大半の専門家は、それが必要なのはほんの一部であるのに、現在、アメリカでは女性たちがみずから選んで行なわれることが多いという[28]。

アメリカ全土で実施した研究結果によると、二〇〇一年にアメリカ人の出産の二六％に帝王切開が施され、そのうち四五％は医療的に帝王切開の必要性はなかった[29]。

必ずしも赤ちゃんや母親のためという理由ではなく帝王切開が選択される傾向を、私は大変危惧（きぐ）している。

とはいえ、妊婦は自然分娩で出産するつもりでいたのに、思いがけない状況で帝王切開が必要になるかもしれない。それでも負い目を感じる必要はないし、赤ちゃんの将来を危険にさらしてしまうと不安に思う必要はない。

後述するが、これから出産する人にもすでに出産を終えた人にも、帝王切開の分娩で失ったものを埋め合わせるためにはどうすればいいのかについても、くわしく説明していく。

## 健康な腸にとっての「3つの敵」

生まれたときの分娩方法や、最初にどんな食事を与えられていたか、子どものころに体内に（体外も）どんな細菌が育ったかについて、今から変えることはできない。

しかし、まだ間に合う。

何を食べるか、どんな環境に身を置くか、どんなライフスタイルで過ごすかによって、これから健康的な腸内フローラを育てることができるのだ。

ここまでで腸内の「良性の細菌たち」の健康を害するものが何か、なんとなくわかりかけてきたと思うが、次に明らかな三つの敵を見ていこう。

・腸の敵①：腸内の細菌群を殺したり、その構成を悪化させたりするような物質に接触すること。環境化学物質から食べ物（砂糖、グルテンなど）、水（塩素など）、抗生物質のような薬品などに至るまで、すべてが含まれる。

・腸の敵②：善玉菌の栄養を不足させ、悪玉菌が好む状態にすること。これに対してはマイクロバイオームと脳の健康にいい食べ物やサプリメントを紹介する。
・腸の敵③：ストレス。ストレスが健康に悪いというのはもう決まり文句のようだが、思っていた以上に悪い理由を説明する。

これら三つの敵の中には、常に避け続けるのが不可能なものもあるのは確かだ。たとえば抗生物質が必要になったとき、どう対処すれば腸の健康を守れるのか――それもあわせて解説していく。

## 「清潔すぎる」という弊害

本書のテーマの一つは、いわゆる「汚れの効果」だ。

言い方を変えると、非衛生的な状態に大きな価値がある。

どんどん無菌になっている昨今の生活環境と、心臓疾患や自己免疫疾患からがんや認知症までの慢性疾患との関係について、驚くべき結果が報告され始めている。

スタンフォード大学医学部微生物学・免疫学部の研究所のソネンバーグ夫妻が、食事の変化や、抗生物質の使用、過度に衛生的な状況に起因する細菌の種類と多様性の喪失が、いわゆる「西洋病」と、いかにつながっているかを調査している。

その最近の報告書には大いに納得させられる。

現代の私たちは、DNAとマイクロバイオームが「不適合」な状態にあるというのだ。DNAは人間の歴史の中でいつも比較的安定していたが、マイクロバイオームは現代の西洋のライフスタイルに対応して大きく変化してきた[30]。

また、腸内細菌の栄養になる食物繊維が少ない西洋型の食事により、細菌の種類や、腸内細菌が食べ物を代謝したり発酵させたりしたときに発生する有益な二次発生物の種類が減少していると報告している。

報告書を引用すれば、「自身の細菌が飢餓状態にあり」、これが健康に大きく影響している可能性がある。

ところで腸内細菌がつくるこの二次発生物は、炎症とともに免疫システムの反応もコントロールする。この二つは慢性疾患全般のカギとなる要素である。ソネンバーグ夫妻はこう書いている。

「西洋型の腸内フローラは実はバランス失調を起こしており、多様な疾患を起こしやすくな

### 腸内細菌はライフスタイルによって変化する

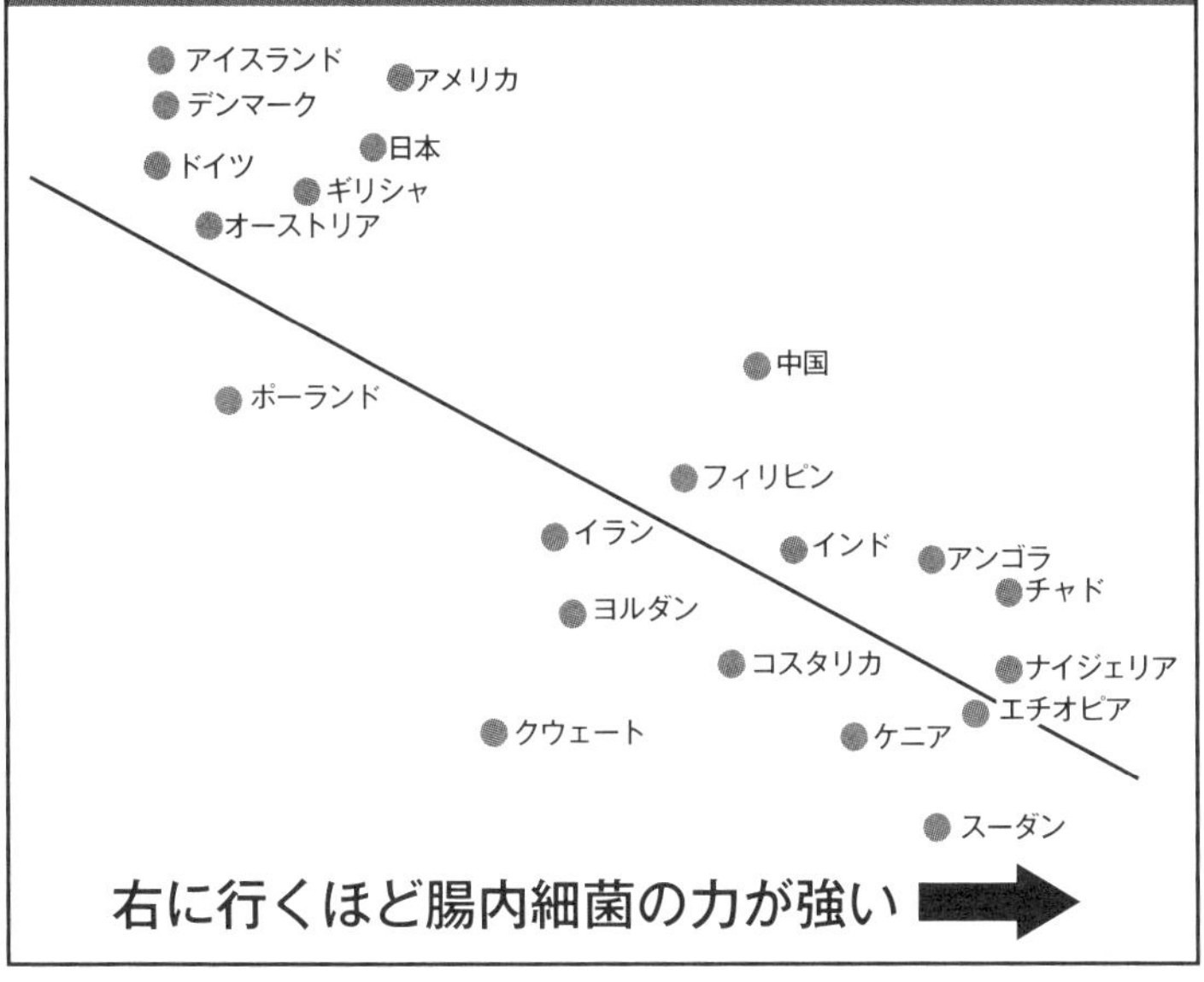

っている可能性がある」[31]

清潔な環境で食物繊維をとる量が少ない西洋型のライフスタイルと、慢性疾患の発症率との関係を見る方法がもう一つある。

富の要素を考える方法だ。豊かで清潔な国民のほうが、たとえば、アルツハイマー病の発症率が高いのだろうか？

これについては二〇一三年に発表されたケンブリッジ大学の研究結果がある。[32]モリー・フォックス博士らが世界百九十二カ国を二つの要素に着目して分析した。まず、調査対象国の国民の寄生虫感染率と、腸内細菌の多様性を調査した。次に、アルツハイマー病の発症率を調べた。

すると注目すべき調査結果が得られたのだ。

衛生状態が低い水準の国々ほど、アルツハイマー病の罹患率が低い。一方、衛生状態がよく、そのため寄生虫感染率と腸内細菌の多様性が低い国々ほど、アルツハイマー病の罹患率は急激に上昇している。

イギリスやオーストラリアなど人口の七五％超が都市に居住する国々では、アルツハイマー病の罹患率が、ネパールやバングラデシュなど都市の居住者が人口の一〇％未満の国々よりも、一〇％も高かった。

その報告書の結論にはこう書かれている。

「われわれの調査の結果、衛生状態はアルツハイマー病のリスクとの関連性が高い。……衛生状態の差が、アルツハイマー病罹患率の地球規模のパターンを説明づける根拠の一つかもしれない。細菌との接触がアルツハイマー病のリスクと反比例する関係にあると考えられる。こうした調査結果は、細菌の多様性が急速に減少している発展途上国におけるアルツハイマー病の罹患率を予測するのに役立つかもしれない」


さて、この研究で見出されたことが必ずしも因果関係を意味したり、裏づけの一つになったりするわけではないという人もいるかもしれない。

衛生状態への意識が、アルツハイマー病のリスク増加に深く関連づけられるからといって、必ずしもそれがアルツハイマー病の増加の原因とはいえない。私自身もそう考えたい。それに、どんな疾病の進行も、特定の病気のさまざまな国での発生も、多様な要因があると理解している。

しかし、それでも、相関関係を無視するのがむずかしいほどの証拠が積み重なっていくのを認めなければならない。

観察にもとづいて得られた証拠ではあるが、マイクロバイオームが多くの慢性疾患のかなりの要因になっているという事実を、少なくとも検討しなければならないだろう。

また、これにより、ソネンバーグ夫妻が問いかけたことと同じ疑問がわいてくる。

「細菌は私たちにどれほどの影響力があるのか？　人間は単に細菌が栄えるための立派な乗り物にすぎないのか？[33]」

これは非常に深い問いかけだ。

人類が何百万年ものあいだ、これら細菌とともに進化してきたのはまぎれもない事実である。細菌は私たち自身の細胞と同様に、人間が生き延びるために重要なもの。生命と健康に不可欠だ。

残念ながら、人間は今、腸内細菌たちをまるで不法入国者のようにあつかっている。

しかし、腸内細菌たちは他の誰も請け負わない任務を遂行し、最低限の報酬を得て、彼ら自身は利益を得ることなく、危険な環境ではたらいている。今こそ腸内細菌たちに市民権を与え、彼らのはたらきに報いるべきだろう。

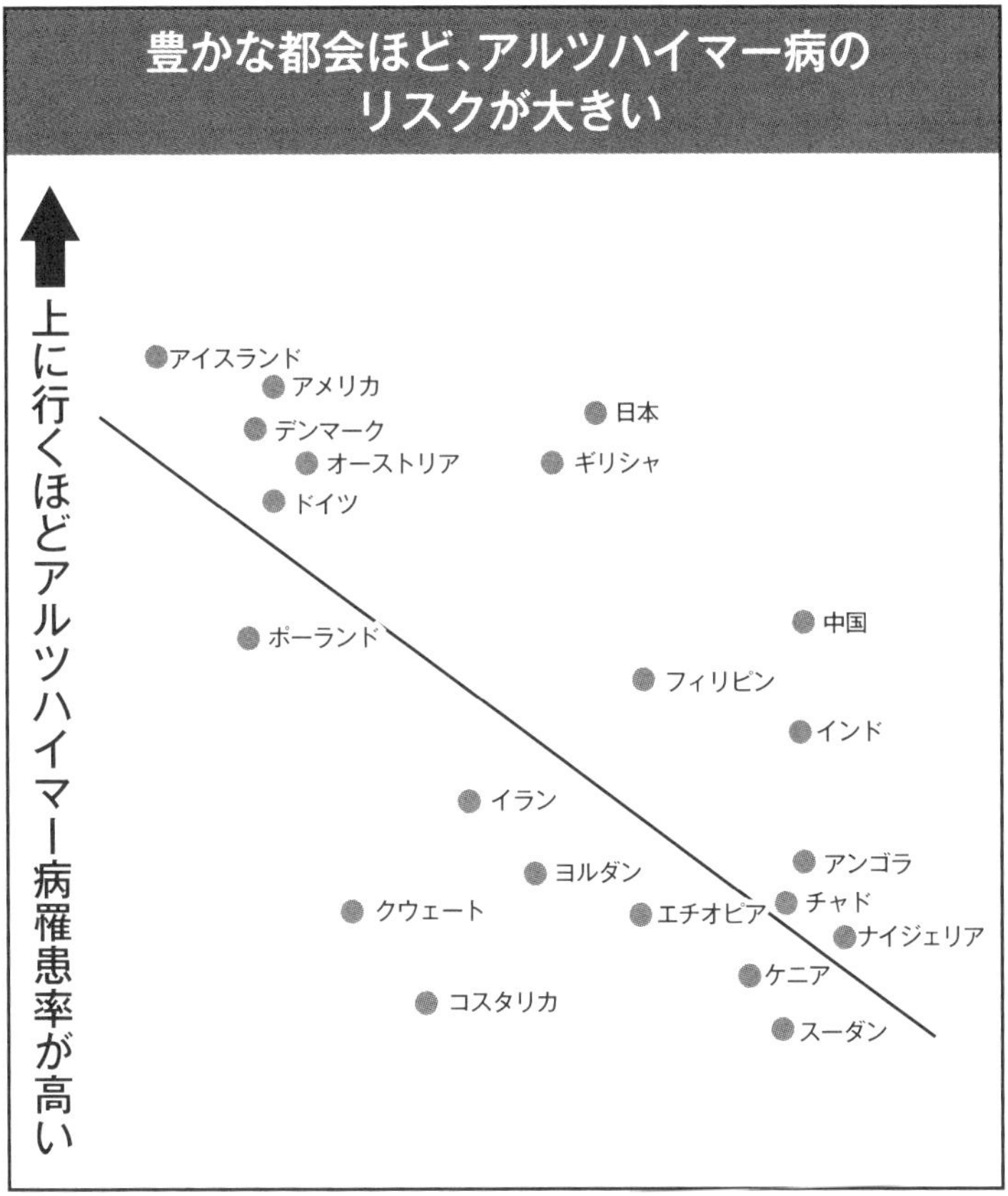
豊かな都会ほど、アルツハイマー病の
リスクが大きい
上に行くほどアルツハイマー病罹患率が高い
アイスランド
アメリカ
日本
デンマーク
オーストリア
ギリシャ
ドイツ
中国
ポーランド
フィリピン
インド
イラン
アンゴラ
ヨルダン
チャド
クウェート
エチオピア
ナイジェリア
ケニア
コスタリカ
スーダン

コラム

## 西洋型の食事が「肥満の原因」をつくる

アフリカの子どものマイクロバイオームとヨーロッパの子どものマイクロバイオームを比較すると、大きな違いがあるのがわかる。

「西洋型」のマイクロバイオームはかなり多様性に欠けており、腸内環境を支配する二種類の細菌であるフィルミクテス門とバクテロイデス門を比べると、フィルミクテス門の細菌のほうが多い。

フィルミクテス門は食べ物からより多くのカロリーを抽出させ、体に脂肪をとり込ませるため、この細菌が腸内を支配すると体重が増すことは先述した。

一方、バクテロイデス門にはこうした能力はない。そのためフィルミクテス門の値が高くバクテロイデス門の値が低いと、大きな肥満のリスクがあると考えられる[34]。

このパターンは都市部の人々に見られ、農村地域の人々ではその逆が一般的だ。

# 2章

# 恐るべき「炎症」——全身が燃えている

# アルツハイマー病は薬では治せない？

私の父は脳をアルツハイマー病に侵されている。息子の私が誰だかわからないときもよくあり、もう二十五年も前に引退したのに自分が今も現役の医師であると思い込んでいる。父はかつて、マサチューセッツにある名門のレイヒホスピタル・アンド・医療センターで、優秀な神経外科医としてはたらいていた。現在は私のオフィスの駐車場の向かいにある介護施設で暮らしている。

私はときどき思う。父にはこうなることを防ぐ方法が何かなかったのか？　愛する人が病で苦しむ家族からの相談を受けるとき、この疑問が私の頭の中をめぐる。

どうしてこうなったのか？　何が悪かったのか？　いつ始まったのか？　どうにか避けられなかったのか？

そういった脳疾患に関係の深い現象は、「炎症」である。

炎症がマイクロバイオームとどう関係があるのだろうか。

本章では、約五百四十万人のアメリカ人を苦しめるアルツハイマー病について話を進めていく。腸内の状態と脳の、切っても切れない関係を理解していただけるはずだ。

二〇一四年、私は『Why We Can and Must Focus on Preventing Alzheimer's（アルツハイマー病予防に注目が必要な理由）』という記事をインターネット上で発表した。

アメリカ国立衛生研究所（ＮＩＨ）と製薬会社十社とＮＰＯ法人七団体が結んだ新しいパートナーシップについての告知に続けて『ニューヨーク・タイムズ』に書いたものだ。彼らのミッションは、とりわけアルツハイマー病を治療する薬の開発だ。

アルツハイマー病はお金のかかる病気だ。プロローグで年間約二千億ドルと書いたが[1][2]、ここにはこの病気によって、ときに長期間にわたって生活が崩壊するといった、家族の精神的な負担は含まれていない。

『ニューヨーク・タイムズ』の記事では製薬会社が、「……たとえば、アルツハイマー病の治療薬開発に多額の資金を費やしたが、試験段階でくり返し失敗している」と明かしている。

同じ年に、『ニューイングランド医学誌』が、アルツハイマー病治療薬として最新の候補とされた二つの薬品には、効果が見られなかったことを報告している[3][4]。

この不安な報告に続いて、『米国医師会雑誌』の発表が追い打ちをかける。

中度から重度のアルツハイマー病治療薬として現在、アメリカ食品医薬品局（ＦＤＡ）が承認しているメマンチンは、プラシーボ（偽薬）と比較しても効果がないばかりか、患者のさらなる機能低下につながっているというのだ。[5]

もはや、アルツハイマー病（それにその他さまざまな神経変性の疾患）の治療法開発にこれほど注目や資金を注ぐのは効果的だとは思えない。むしろ、科学文献に十分に裏づけされた食事や運動による予防策のほうが、スピーディーで根本的な効果があるのではないか。

しかし、市場の現実が残念ながらその道を妨げている。

一例をあげれば、権威のある医学専門誌はどれも、高血糖値と認知症のリスクには驚くほどの相関関係があるという研究結果であふれている。

『ニューイングランド医学誌』が二〇一三年に発表した報告によると、血糖値が少しでも上昇すると、糖尿病の範囲からはるかに低かったとしても、治療不可能な認知症を発症するリスクが大幅に上昇する。[6]

また、ワシントン大学の研究者たちが、平均七十六歳の糖尿病にかかっていない二千人超を対象に実施した調査がある。

最初に被験者の空腹時血糖値を測定し、同じ被験者の測定を七年間続けた。このあいだに認知症を発症した人もいた。

この研究で、最初に測定した血糖値と認知症発症のリスクに、直接的な相関関係があることがわかった。被験者たちの血糖値はそれぞれ糖尿病と診断される範囲よりも低い値だったことを申し添えておく。

さらに、二〇一四年の『神経学・神経外科学・精神医学ジャーナル』では、高齢者の食事にオリーブオイルを使用したところ、典型的な西洋型の食事（低脂肪、高炭水化物）を摂取した人よりずっと高い認知機能を、六年を超えて維持したという研究結果が発表された[7]。

こういった研究の結果は、今までの医学界の常識を大きく変えるものだ。

ところが、残念ながら、直接的な治療でない、単に「日常生活で何を食べるかによって病気を予防する」というアプローチは、「この薬を飲めば、スッキリ治る」というようなドラマ性に欠けている。

しかし、もうそんなことはいっていられない。脳の健康のための予防医学を一番に考えるときが来たのだ。

## 脳の中で何かが燃えている

炎症についてはみなさんよくご存じだろう。

炎症(inflammation)という言葉は「燃えている」という意味のラテン語の動詞(inflammare)に由来し、あまりいい意味ではない。

虫刺されによる赤み、熱、腫れや、のどの痛みや捻挫によって感じる痛み、これらはすべて炎症の共通の症状である。虫刺されやすり傷を痛く感じるのが炎症のせいであることはわかりやすい。しかし、炎症は想像もつかないほどの病気のプロセスに関係している。

炎症とは体の回復反応の重要なはたらきで、免疫活動を傷口や感染箇所に集めるためのものだ。

だが炎症が長引き、体内に深く残れば病気を発症する。実際にそれは、肥満、糖尿病、がん、うつ病、自閉症、ぜん息、関節炎、冠動脈疾患、多発性硬化症、さらにはパーキンソン病、アルツハイマー病などさまざまな症状に見られる。

とくにアルツハイマー病の場合を見てみよう。

アルツハイマー病患者の脳内で起こっているのはまさに炎症である。しかし、本人にとってその実感はない。脳が炎症を起こしているときには痛みや腫れなどの基本的な炎症の特徴が見られないからだ。

脳は体のどの部分の痛みも認識できるが、脳じたいには痛覚受容器がなく、そのため自分自身が燃えていてもわからないのだ。それでもなお、この何十年かの研究によって、これがアルツハイマー病の進行の基本的な過程であるとはっきり証明されてきた(8)。

アルツハイマー病の患者では、炎症が起こっていることを示す「炎症マーカー」と呼ばれる生化学物質の数値が上昇する。これは、患者の認知機能が低下し、認知症が進行することを予測するのに使われることもある。

よく知られた炎症マーカーには、サイトカインがある。これは、細胞が放出する小さなタンパク質で、他の細胞のはたらきに影響し、炎症が進む過程では重要なものであることが多い。CRP(C反応性タンパク質)、インターロイキン6(IL-6)、腫瘍壊死因子アルファ(TNF-α)はすべてサイトカインである。

TNF-αはとくに体中の炎症に重要な役割をになうようだ。また、アルツハイマー病の患者の血液中で上昇することに加えて、他のさまざまな炎症でも上昇するのが確認されている。乾癬（かんせん）、関節リウマチ、心血管疾患、クローン病、ぜん息などだ。[9][10]こうした症状でTNF－αのになう役割は非常に重要で、製薬会社はこれらを抑える薬品の開発に多額の投資をしている。TNF抑制剤の世界市場は、現在年間約二百億ドル（約二兆円）を超える。[11]

自然と炎症を増やす特定の遺伝子を持つ人もいる。そういう人も炎症が根本の原因となる疾患を発症するリスクが高くなる。[12]

血糖値の上昇は、血流中に炎症を起こす。過剰な糖は、細胞が吸収して使われなければ毒素になる可能性があるからだ。

またそれが糖化反応を引き起こす。これは糖がタンパク質やある種の脂肪と結びつき、うまく機能しない奇形の分子になる生物学的プロセスだ。こうしてできた糖タンパク質は、「終末糖化産物（AGEs）」と呼ばれる。

体はこのAGEsを異物と認識し、炎症を起こす。脳内では糖分子と脳タンパク質が結びつき、命にかかわる組織をつくる。この組織が脳とその機能を退化させるのだ。

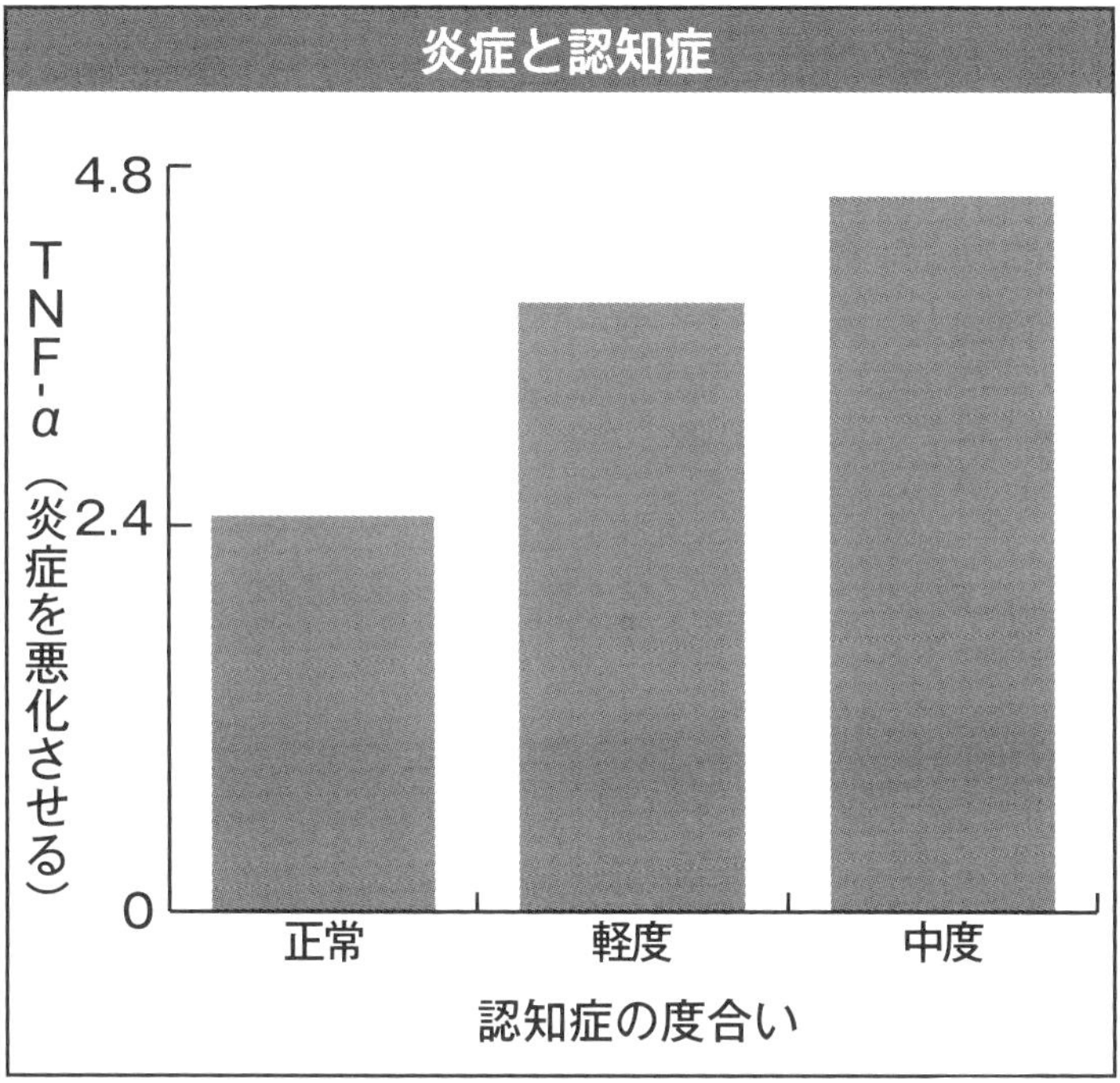
炎症と認知症
4.8
2.4
0
TNF-α（炎症を悪化させる）
正常
軽度
中度
認知症の度合い

血糖値がコントロールできないこととアルツハイマー病の関係はとくに強く、研究者たちは現在、アルツハイマー病を「三型糖尿病」と呼んでいる[13]。

この現象を報告する論文はおよそ十年前に書かれているが、最新の研究では、さらに明らかになってきている。

腸内フローラが悪化することが糖尿病やAGEsの急増の原因になり、それがアルツハイマー病のリスクを高めることがわかってきているのだ。

これがどのように起こるのかは4章でくわしく述べるが、ここで簡単に触れておきたい。

二〇一二年に『ネイチャー』が、二型糖尿病の患者は腸内フローラのバランス失調症であるという研究結果を報告した[14]。

失われたバランスのために、消化器系内の健康な細胞を維持するのに欠かせない腸内細菌が放出する、大切な二次発生物が欠けているというのだ。

ここでポイントなのは、二型糖尿病患者は血流から細胞にうまくグルコースを運べないため、末梢神経障害（神経がダメージを受けたことによる虚弱、麻痺（まひ）、痛み）などの症状や、血管と脳機能へのダメージが見られるということだ。

この発見は、私にとっては画期的なものだった。

腸内の乱れが糖尿病と脳疾患につながるということは、かなりの驚きである。中国の研究者グループが最近、著名な雑誌『フードサイエンス・アンド・ヒューマンウェルネス』に発表した報告で、この事実をうまく説明している[15]。

「……二型糖尿病患者のマイクロバイオームは、二型糖尿病の兆候段階での低レベルの炎症だけでなく、炎症成分を通して二型糖尿病の進行の原因にもなる。また、さまざまな二型糖尿病の合併症にも影響をおよぼす。糖尿病性網膜症、アテローム性動脈硬化症、高血圧、糖尿病性足部潰瘍、嚢胞性線維症（のうほうせいせんい）、アルツハイマー病などだ。

こうした研究はすべてマイクロバイオームの重要な役割を裏づけている。その役割とは、腸管バリアを無傷に保ち、代謝の状態を維持し、病原菌による感染からマイクロバイオームみずからの住みか（人体）を保護し、その防御システムを強化し、さらには二型糖尿病の神経系に影響を与えさえするというものである」

報告書ではさらに、マイクロバイオームを変えてこうした状況を改善し、リスクを減少させるために食べ物を選ぶことが重要だと述べている。

また、さまざまなハーブやサプリメントは、既知の抗糖尿病薬とともにマイクロバイオームを通して血糖値をコントロールすると指摘した。言い換えれば、インスリンやグルコースに直接的には影響しないかもしれないが、マイクロバイオームにはいい効果をもたらしている。

たとえば、伝統的な中国の漢方薬であるベルベリン（黄柏（おうばく）などに含まれる）やニンジンの他、お茶やコーヒー、ワイン、チョコレートに含まれる成分は、腸内細菌に影響することで抗糖尿病薬として作用するとされている。

古代中国の漢方は数千年を経て、ようやく今、立証されつつある。

## 脳から腸につながる複数の経路

ルイジアナ州立大学医学部のジェームズ・M・ヒル博士が最近発表した報告書には、脳とその機能が腸内環境に影響を受ける経路が、かいつまんで説明してある。[16]

善玉菌が、脳由来神経栄養因子（BDNF）やガンマ・アミノ酪酸（らくさん）（GABA）、グルタミン酸塩などの重要な脳内化学物質をどのようにつくらせるのかを、マウスを使って研究しているのだ。

こうした脳内化学物質のレベルは、腸内細菌の状態をそのまま反映している。このマウスの腸内細菌を死滅させると、マウスの行動が変化するだけでなく、前述の脳内化学物質の量も変化してしまう。

BDNFは脳の成長に重要なタンパク質であり、新しい神経細胞がつくられる過程、すなわち神経形成にかかわる。また、既存の神経細胞を守り、生存を支え、神経同士の結合（シナプス）をうながす。このシナプスの形成は思考や学習、より高度な脳機能に不可欠だ。

BDNFの減少はアルツハイマー病、癲癇、神経性食欲不振症、うつ病、統合失調症と強迫性障害などの一連の神経性の症状に見られる。このBDNFは有酸素運動を行なったり、オメガ3脂肪酸のDHAを摂取したりして増やすことができるが、腸内に住む細菌のバランスに完全に依存していることがわかってきた。

アメリカ医師会が発行する『JAMAニューロロジー』の二〇一三年十一月号に、BDNFの血中濃度が認知症進行のリスクとどう関係しているかについての、ボストン大学医学部のチームによる研究結果が掲載されている。[17]

この研究は、疫学研究では最大規模の一つで有名な、フラミンガム心臓研究から情報を抜粋している。

成人二千百三十一人のグループのBDNFの血中濃度を調査したもので、被験者は研究開始時に認知症ではなかったが、その後十年にわたって追跡調査を受けた。

この研究では、調査開始時にはＢＤＮＦのレベルが最高だった被験者が最低レベルだった被験者に比べて認知症を発症するリスクが半分未満だったことがわかった。研究者たちは次のように結論づけている。

「研究結果はＢＤＮＦが生物学における役割を持つことを示唆し、認知症やアルツハイマー病予防の役割もになっている可能性がある」

そしてＢＤＮＦは「将来、認知症やアルツハイマー病を発症する可能性がある、健康な人々でも減っているようだ」と述べた(18)。

ＧＡＢＡも腸内細菌を生成する重要な化学物質であり、中枢神経系で神経伝達物質として用いられるアミノ酸だ。

脳内の化学信号を発信する物質で、伝達を制して脳波を正常化させることで神経活動を鎮める。つまり、神経系を安定させ、人がうまくストレスを切り抜けられるようにする。

二〇一二年にベイラー医科大学およびテキサス小児病院の研究者たちは、大量のＧＡＢＡを分泌するビフィドバクテリウム属の種の存在を確認した。そしてこれが脳障害だけでなくクローン病のような炎症性腸疾患を予防したり治したりする役割をになっている可能性があるという(19)。

ＧＡＢＡは神経活動を弱めるため、不安感を抑制し、炎症が原因であるこうした胃腸障害の発症を防ぐ。

グルタミン酸塩も腸内細菌が生成する重要な神経伝達物質であり、認識、学習、記憶を含む脳機能の大半に関係している。

不安感や行動障害から、うつ病やアルツハイマー病まで、多くの神経性の問題は、ＧＡＢＡとグルタミン酸塩の欠乏が原因とされてきた。

しかも、腸内で悪玉菌が善玉菌より増えることによる弊害は、これだけではない。

## リーキーガット症候群――腸から何かが漏れている

消化管は食道から肛門まで、上皮細胞のたった一つの層でおおわれている。この細胞層は、体と外の環境（「体内」と「体外」）との重要な接点である。目や鼻、のど、消化管を含む体の粘膜表面はすべて、さまざまな病原体の入り口になるので、きちんと保護しなければならない（これらの表面に沿って、粘液を隠す膜がおおっているため粘膜と呼ばれる）。

その体の中の最大の粘膜面である腸内は、大きく三つの機能がある。

一つは、食べたものから栄養を摂取する器官、またはメカニズムとしてのはたらき。

二つ目は、健康に危害をおよぼす恐れのある粒子、化学物質、腸内細菌やその他細菌が血流に入るのを防ぐはたらき。

三つ目は、免疫グロブリンと呼ばれる化学物質を保ち、腸内細菌と異種タンパク質と結合させて腸壁に付着するのを防ぐはたらき。こうした化学物質は免疫系細胞から分泌される抗体で、腸壁の裏側でつくられ、腸壁を通って腸に運ばれる。これが最終的に病原性生物とタンパク質を流し、排出させる。

体が腸から栄養分を吸収するために使う経路は二つある。経細胞経路と傍細胞経路という。経細胞経路を使って栄養分は上皮細胞の中を通り、傍細胞経路を使って栄養分は上皮細胞同士のあいだを通る。この細胞同士の結合は「密着結合」と呼ばれ、非常に複雑で厳密に管理されている。

「リーキーガット（腸管からの漏れ）」と呼ばれる腸内の透過性の問題を聞いたことがあるかもしれない。それは、この一〇～一五Å（オングストローム）の長さの、密着結合の能力の問題のことを指す（オングストロームとは非常に小さい単位であり、典型的なウイルスや細菌よりもはるかに小さい）。

もし、このゲートキーパー機能（出入口の見張り）が正常に作動していなければ、「通してもいいもの（栄養）」と「阻止すべきもの（危険な可能性のあるもの）」を正しく監視できず、漏れてはいけないものが漏れ出してしまう。

これまで述べたように、炎症が増えることで体は浸食されやすくなり、さまざまな病気を引き起こしやすくなることがわかっている。

関節リウマチ、食物アレルギー、ぜん息、湿疹、セリアック病、炎症性腸疾患、ＨＩＶ、嚢胞性線維症、糖尿病、自閉症、アルツハイマー病、パーキンソン病などだ[20]。

このゲートキーパーがゆるくなったほうが望ましいこともある。

特定の腸感染症は、コレラ菌に起因するコレラのように、腸が逆方向に漏れやすくなっていることが特徴であり、血流から腸内に液体が入りやすくなっている。

これは細菌や毒素を希釈するのを助けるためだろうと考えられる。

最終的に、腸感染症で起こる下痢によって、細菌を体から排出するのである。

前述のハーバード大学のファサーノ博士が、グルテンの消費、腸の透過性の増加、体全体に広がった炎症間の関係を確認したのは、腸壁の透過性がコレラの発症により増した、というまさにこの事例のおかげなのだ[21]。

博士はコレラのワクチンを開発しようと研究していたとき、この関係を偶然発見した。

それが、「リーキーガット」とグルテン、炎症についての新しい研究への扉を開いたのである。

リーキーガットの弊害はまだまだある。最新の研究では腸の状態の低下による炎症の発生は「漏れやすい脳」につながる可能性があるとわかってきたからだ。

これまで脳は、まるで侵されることのない聖域のように、体の他の部位からは完全に独立して守られていると長く考えられていた。

脳には、悪いものを遮断する高度に強化された関門がある。これを「血液脳関門（けつえきのうかんもん）」と呼ぶ。

この関門は脳に危険をもたらす恐れのあるものは、すべて入らないように遮断する壁だと長く考えられてきた。

しかし最近、血液脳関門の完全性を脅かす多くの物質があり、問題を引き起こす恐れがあるさまざまな分子、たとえば通常は遮断されるべきタンパク質やウイルス、細菌でさえも中に入れてしまうことが明らかになった[22]。

環境により、毒性を持ちうる侵入者から身を守る、脳の力が徐々に低下するのだ。

さらに気がかりなのは、これを示したファサーノ博士は、グルテンに含まれるタンパク質（グリアジン）に接触すると、腸の透過性が増すだけでなく、血液脳関門も反応して、さらに透過しやすくなるということだ[23]。

つまり侵入者がますます多くなるのである。

では、リーキーガットをどうすれば調べられるのか？

私は患者の腸壁の状態を知るために、簡単な血液検査をしている。これはリポ多糖類（LPS）と呼ばれる分子と接触したときに免疫系がつくる抗体を測定するものだ。この分子の影響を語らずしてマイクロバイオームや炎症、脳の健康状態は語れない。

## 怖い炎症に火をつける犯人

体内の炎症経路に火をつける明確な悪者がいるとしたら、それはこの「リポ多糖類＝LPS」だろう。

これは脂質と糖質の合成物で、ある種の細菌の外壁になる主要な構成要素である。

腸内細菌を健全に構成させることに加え、ＬＰＳはこうした腸内細菌が胆嚢（たんのう）から分泌される胆汁酸塩によって消化されてしまわないように守っている。

通常、腸内に豊富に見られ、腸内フローラの五〇〜七〇％を占める。

このＬＰＳが動物の血流に入ると、激しい炎症反応を起こすことが以前からわかっている。その炎症は非常に激しいので、細菌の細胞から発生する毒素を意味する「エンドトキシン」とも呼ばれる。

これらの事実から、動物実験の研究室では、すぐに炎症を発生させるためにＬＰＳが利用される。

こうしてアルツハイマー病、多発性硬化症、炎症性腸疾患、糖尿病、パーキンソン病、ＡＬＳ、関節リウマチ、全身性エリテマトーデス、うつ病、さらには自閉症などのさまざまな症状を研究して、炎症との関係を調査できるようになった。

人体においても、こうした症状の多くでＬＰＳの高い値が見られる。

健康な体内においては、腸の内側をおおう細胞同士のあいだに存在する、狭い交差点によってＬＰＳが血流へ侵入するのが防がれている。しかし、こうした交差点が機能しなくなって腸壁が漏れやすくなると、ＬＰＳは血流に侵入し、ダメージを与え、炎症の燃料になる。

**アルツハイマー病に見るLPS濃度の増加**

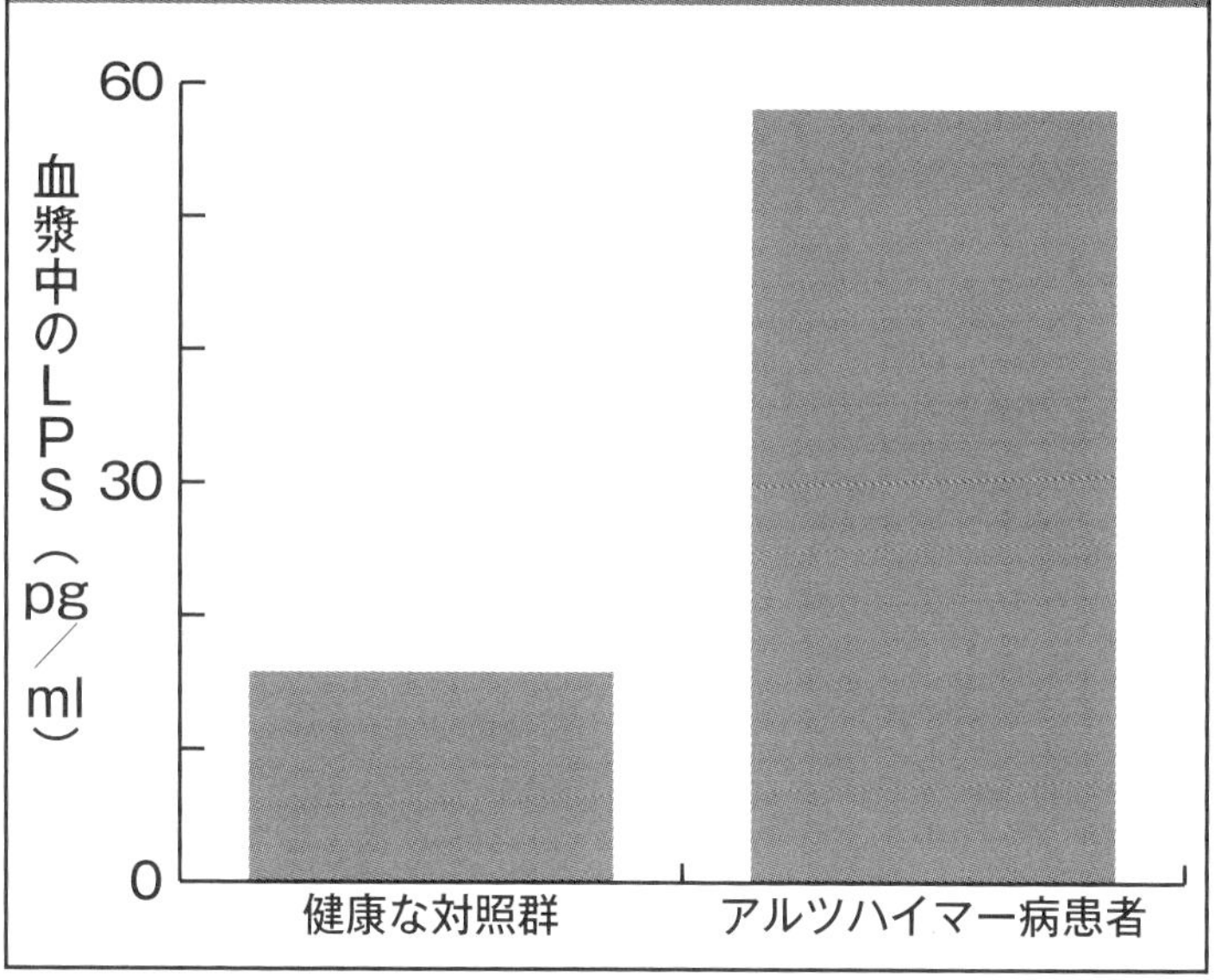

そのため血液中のＬＰＳ値は、体内の全体的な炎症だけでなく、腸の透過性も示しているのだ。

テキサス・クリスチャン大学の大学院生マリエル・スザンヌ・カーン他、学生たちが、ＬＰＳを実験動物の体内（脳ではない）に注入したところ、極度の学習障害が見られた[24]。

さらに、この実験動物たちは、脳の記憶中枢である海馬に高濃度のベータアミロイドを生成した。ベータアミロイドとはアルツハイマー病の病理に関係の深いタンパク質である。現在、多くの研究者たちは脳内のこのベータアミロイドを減少させる方法、そしてそれが生成されるのを防ぐ方法を研究している。

結論として、血中の高濃度のＬＰＳは、まさにアルツハイマー病の特徴である脳内のベータアミロイドを増加させる、大きな要因となりえる。

他の研究でも、ＬＰＳを腹部に注入されたマウスは重度の記憶障害を発症した[25][26]。ＬＰＳはＢＤＮＦの分泌を減少させる結果も見られた[27]。

さらにアルツハイマー病患者の血漿には、健康な対照群の三倍ものＬＰＳが見られることが証明された[28]。83ページのグラフをご覧いただきたい。

この重大なデータは腸と脳の関係、炎症の影響力と腸透過性について、さまざまなことを

**ALS患者に見るLPS濃度の増加**

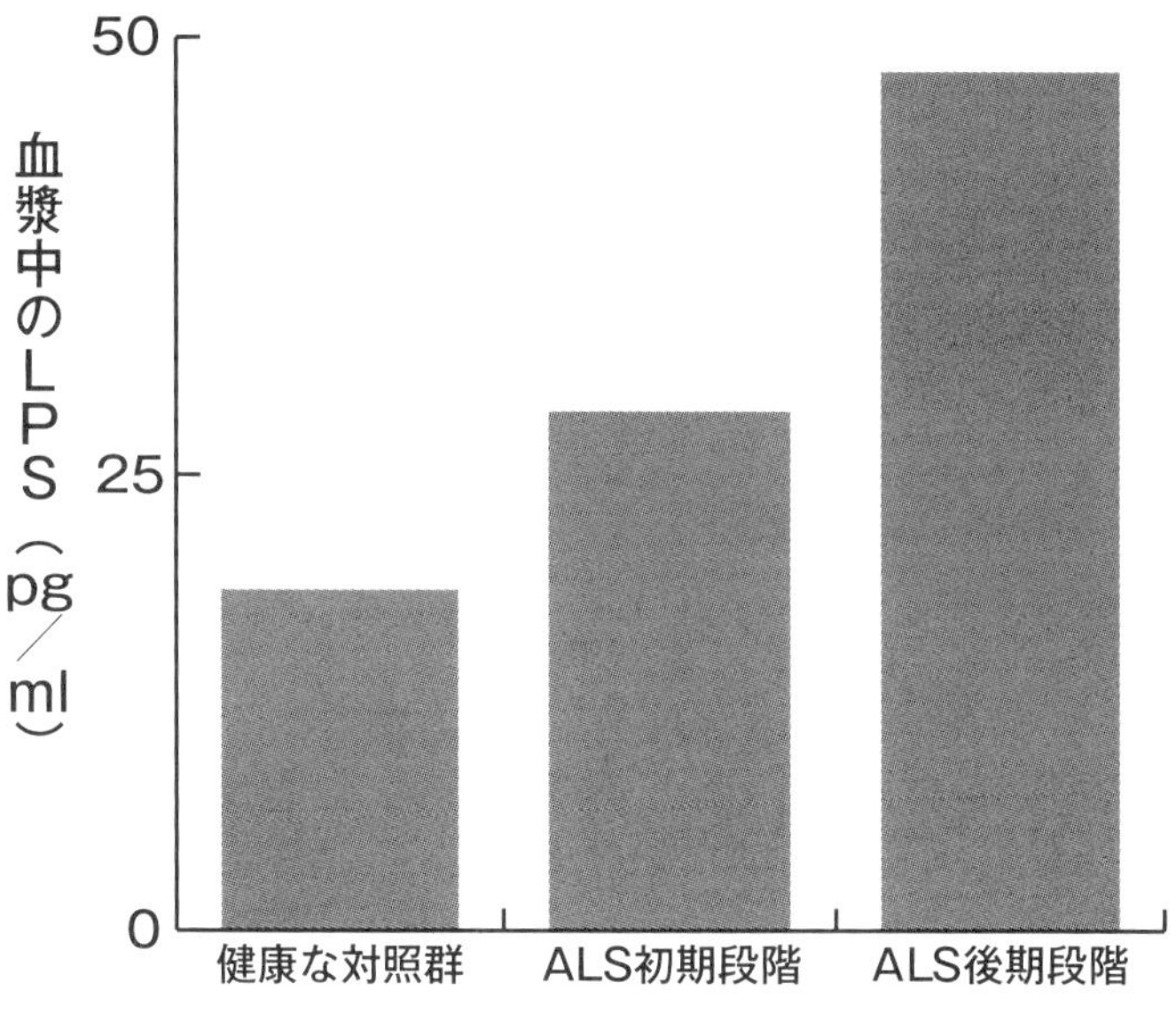

示している。ＬＰＳは腸内の多くの細菌の重要な構成要素であるため、誰もが腸内に持っているが、血流に侵入すると破壊的な活動を起こしてしまうのだ。その侵入はなんとしても防がなければならない。

ＡＬＳは、ルー・ゲーリッグ病ともいい、決定的な治療法のない病気である。この病気におけるＬＰＳと腸透過性の役割を調べる研究が行なわれている。ＡＬＳ患者は血漿中のＬＰＳ濃度が高いだけでなく、病気の進行度にも直接関係している（85ページ参照）。

この新しいデータにより一部の専門家たちは、ＡＬＳのおもな発症原因は脳や脊髄(せきずい)にあるのではなく、腸にあるのではないかと考えた。言い換えれば、研究者たちはこれまで何年にもわたって間違った場所を調べていた可能性があるということだ。

ＬＰＳとそれが引き起こす炎症が原因になっている根拠があるため、サンフランシスコ大学の研究者たちはこの情報が、「ＡＬＳ患者の治療の新しい目標になるかもしれない」と話している。(29)

ＬＰＳがおよぼす悪影響を示す、もう一つの事例がある。

シカゴのラッシュ大学医療センターのクリストファー・フォーサイス博士は、同僚たちとパーキンソン病におけるLPSと腸管の透過性を調査し、実際にパーキンソン病とのあいだに直接の相関関係があることを明らかにした(30)。パーキンソン病の患者は、健康な人よりかなりLPS濃度が高かったのだ。

次の章ではうつ病に関する最新研究においても、高濃度のLPSがその一番の引き金になる可能性が出ていることを解説していく。

## オリーブオイル！　コーヒー！

私の前著『「いつものパン」があなたを殺す』では、体内の炎症を起こす原因になり、神経機能と脳の健康に悪影響をおよぼす食べ物を示した。脳によくないのは、グルテンや糖質など、どこにでもある成分で、健康にいい脂肪分や運動、質のよい睡眠が足りていないことも悪化の一因だった。

しかし、問題はパンやパンケーキに反応した炎症だけではない、ということがその後の研究でわかってきた。

不健全なマイクロバイオームや、血流に侵入すると狂暴になるLPSのような分子のせいで、破壊的な炎症は始まるのだ。

今後の章でもくわしくとり上げるが、抗生物質や塩素処理した飲料水、食品の選択、薬品やストレスといったことも、腸内細菌の多様性とバランスを左右し、炎症のレベルを決定している。

腸内細菌は直接、体に影響するだけでなく、脳や神経系全体の健康にもかかわる、ある種の化学物質を生成する。

また、腸内細菌は腸壁の強さと耐性も決定する。

そして、ビタミン$B_{12}$を含む脳の健康に不可欠な、さまざまなビタミンも生成する。$B_{12}$のレベルが低いと、うつ病のような神経性の問題はもちろんのこと、認知症の大きなリスク要素になる[31]。

うつ病と診断された患者に、$B_{12}$のサプリメントを処方するだけで劇的に改善した事例を、私はこれまで数え切れないほど見てきた。

研究結果によると、ここアメリカで$B_{12}$の欠乏が六十歳を超える人の一〇～一五％に影響を与えており[32]、望ましくない食事内容や薬によって腸内フローラが変化してしまっている可能性が高い。

$B_{12}$はおもに小腸で、腸内細菌がコバルトや他の栄養素を用いて生成する。このビタミン$B_{12}$

は食品じたいには含まれていない。腸の中で細菌が、材料があるときにだけつくり出すものだ。

このポイントは何度くり返してもいい足りない。

マイクロバイオームの健康と多様性は、その人が食べるものに直接影響を受ける。腸内細菌のエサとなる繊維質の多い食べ物をとること。精製糖を控えることで腸壁の健康状態を維持し、血糖値をコントロールし、炎症を減少させ、脳の健康のために不可欠な物質をつくり出すこと。

さらに、炎症の燃料になる脂肪と、逆に炎症を抑えてくれる脂肪を区別すること。現代の西洋型の食事で多く見られる「オメガ6脂肪酸」は植物油に多く含まれる。これは炎症の燃料となる脂肪で、脳障害や心臓疾患のリスクを上昇させている。

一方、オリーブオイルや魚、亜麻の種（亜麻仁）、草を食べて育った動物の肉に含まれる「オメガ3脂肪酸」は、脳機能を高め、炎症を抑え、有害なオメガ6脂肪酸と戦ってバランスを保つ。

文化人類学の研究によると、狩猟採集民族の祖先たちは、オメガ6脂肪酸とオメガ3脂肪酸の摂取のバランスがほぼ一対一だった(33)。

しかし、現代の私たちは、進化の尺度から見ても、標準の十〜二十五倍という天文学的な量のオメガ6脂肪酸を摂取している。

では、他に腸内細菌のパワーになる食品はないだろうか。

実は、「コーヒーが脳を守る」という研究がある。

『アルツハイマー病ジャーナル』に最近掲載されていた報告では、コーヒーを飲む人のアルツハイマー病の発症リスクが大幅に下がったという。

この研究はフィンランドでカロリンスカ研究所が行なったもので、六十五歳から七十九歳の千四百九人を平均二十一年間にわたって調査した。[34]

一日にコーヒーをまったく飲まない人から二杯飲む人までを「低レベル」、三〜五杯までを「中レベル」、五杯以上飲む人を「高レベル」に分類した。

中レベルの中年期の人は低レベルの人に比べて、アルツハイマー病発症率が六五%も下回った（一日五杯飲む「高レベル」の人は認知症のリスクも減少したが、統計的に結論づけるほどの人数には満たなかった）。

同研究所のミーア・キヴィペルト教授は次のように述べている。

「世界中でコーヒーがもっと大量に消費されれば、認知症やアルツハイマー病の発症を予防したり遅らせたりする大きな結果が得られるかもしれない。

この研究結果は他の研究による確認が必要だが、食生活の介入により認知症やアルツハイマー病のリスクを変える可能性の扉を開くものだ[35]」

私はこれにもう一歩踏み込みたい。

研究者たちはコーヒーが脳を保護するしくみを解明し、マイクロバイオームに作用していることを明らかにしつつある。

マイクロバイオームのはたらきにより、コーヒーが二型糖尿病や心臓発作、アルツハイマー病、パーキンソン病、さらには、がんや心血管疾患のリスクを下げることがはっきりしている[36][37]。

これは腸内細菌を含む一連のメカニズムによるものだ[38]。

まず、濾過した液体のコーヒーに残るコーヒー豆の繊維を、腸内細菌が消化し、抽出して自分の成長と健康のためのエネルギーに用いる。さらに、コーヒーは健康にいい分子であるポリフェノールを豊富に含むこともわかっている。

ポリフェノールは食生活の中でもっとも豊富にとれる解毒剤であり、平均して毎日一グラムほど摂取されていると推計される。これはビタミンCの一日の摂取量の約十倍、ビタミンEとAのおよそ百倍である。ポリフェノールはコーヒーだけでなく、赤ワインなど他の食物にも含まれており、主要な研究対象になっている。

しかし、ポイントはここだ。

体がポリフェノールを抽出して使う能力は、主として腸内細菌がコントロールしているのだ。またも腸内細菌たちが、人の健康を保つ生理機能をあやつっている。

食べたものから得るポリフェノールを最大限に利用するためには、健康な腸内フローラをつくることが必要なのである。

## 炎症と腸とミトコンドリア

炎症の話をするときは、ミトコンドリアについても触れておこう。最近よく見聞きすることの存在は、体にどのように作用しているのだろうか。

ミトコンドリアは、赤血球細胞以外のすべての細胞に見られる小さな細胞小器官で、アデノシン3リン酸（ＡＴＰ）の形で化学エネルギーを発生させる。

ミトコンドリアは細菌が由来で、細胞に住むようになった細菌が細胞にエネルギーを発生させていると考えられている。細菌のＤＮＡと同様、ミトコンドリアのＤＮＡは円形で、細胞の核にある遺伝物質とはまったく異なる。

その由来が細菌であることや独特のＤＮＡを持つことを考えると、ミトコンドリアは人間のマイクロバイオームの一部であると考えられる。

健康なミトコンドリアは健康な人間をつくる。

ミトコンドリアは、たとえばアルツハイマー病やパーキンソン病、がんも含めた変性疾患に重要な役割をになっていることが、近年わかってきている。


ミトコンドリアは一八九七年にドイツのカール・ベンダ医師によって発見された。

このときはこれらの細胞内の分子は、小さい糸状の穀物のようだと考えられた。

そのためミトコンドリアの名前は、ギリシャ語で糸を意味するミトス（mitos）と、穀物を意味するコンドリン（chondrin）からつけられた（話はそれるが、細胞の核はそのＤＮＡとまったく同じ複製を二つ持っているが、ミトコンドリアはそのＤＮＡの複製を五〜十個持っている）。


細胞の原動力としてのミトコンドリアの役割を解明したのは、一九四九年、二人のアメリカ人科学者ユージーン・ケネディとアルバート・レーニンジャーが最初である。

ミトコンドリアは炭水化物を燃料にして、それをエネルギーに変換する。この反応で発生するエネルギーは酸化性代謝と呼ばれる。その過程で酸素が消費されるからで、火が発生するのに似ている。

しかし、ミトコンドリアの呼吸が火の燃焼と違っているのは、そのエネルギーがATPという独特の分子に蓄積される点だ。

エネルギーを豊富に蓄えたATPは細胞中を移動できるようになり、特定の酵素があれば必要に応じてエネルギーを放出する。

脳や骨格筋、心臓、腎臓、肝臓の個々の細胞は、そのそれぞれの中に何千ものミトコンドリアを持っていると考えられている。中には細胞の四〇％までがミトコンドリアで構成されているものまである。

ミラノ大学のエンツォ・ニソーリ教授によると、成人一人が持つミトコンドリアは一京個（一兆の一万倍）を超え、体重の一〇％を占める。[39]

ここで大事なことは、エネルギーを発生させる過程で酸素を使用するのは、効率が非常にいいということだ。確かに細胞は酸素がなくても、他の化学物質の経路を利用してATPをつくる能力がある。だが嫌気性代謝と呼ばれるこのプロセスは、酸化性代謝のわずか十八分の一の効率だ。しかし酸素の使用には代償を伴う。

ミトコンドリアの作用によってつくられる副次的生成物は、酸素に関連した化学物質で、ROSと呼ばれる。

ROSは一般に「フリーラジカル」として知られている（科学的に厳密にいえば、「フリーラジカル」は活性酸素だけでなく、同様に反応性のある同属のラジカル、反応性のある窒素種も含む。わかりやすくするために、また科学文献以外では一般的に使われているため、ここでは活性酸素をフリーラジカルと呼ぶことにする）。

最近は、フリーラジカルという言葉になじみがある方も多いだろう。美容雑誌からアンチエイジングのスキンケア製品の広告まで、幅広く使われているからだ。

体内で悪い影響をおよぼすために悪者あつかいされるフリーラジカルだが、さまざまな面で人間の生理機能に役立ってもいる。

たとえば、細胞が自殺する過程である「アポトーシス」の制御にかかわっている。一見、細胞の自殺を好ましくとらえることに疑問を抱かれるかもしれないが、アポトーシスは非常に重要かつ不可欠な機能である。

アポトーシスという用語は古代ギリシャの医師ヒポクラテスに由来し、最初は「葉が落ちること」という意味に使われていた。

だが一九七二年にアラステア・R・カリーにより『ブリティッシュ・ジャーナル・オブ・キャンサー』に発表されて初めて、大きな波紋を呼んだ。その後、研究者たちは細胞が計画的に消滅する過程にこの用語を使うようになった。

アポトーシスがなければ、たとえば人間には一本一本の指がなかっただろう。胎内での成長過程で胚芽から指の形ができるのは、まさにこのプロセスによるものであり、このおかげで、胎内でミトンのように丸まった手は、分化した手の形になっていく。

アポトーシスはまた、体内に自然に発生する多くのがん細胞を除去させることでも、極めて重要である。新しく生まれてくる健康な細胞に道を譲るために、毎日百億個の細胞が消滅している。そして、エネルギー発生の過程でミトコンドリアがつくるフリーラジカルは、このプロセスでカギになる。

人生における多くのものと同様に、アポトーシスにも暗い側面がある。細胞における消滅の遺伝子を活性化させることがよい場合も多くある一方で、ミトコンドリアの機能が衰弱すると、細胞の自殺は、健康な細胞にも起こる場合がある。

これは、アルツハイマー病、多発性硬化症、パーキンソン病、ALSなどを含むあらゆる神経変性の症状において、神経細胞が破壊されるメカニズムである。

脳細胞のアポトーシスが起こるのは、こういった病気にとどまらない。人間の生涯を通して起こることで、老化にしたがって脳の機能が全体的に低下していく原因である。

ごく最近まで、研究者たちはアポトーシスを含むすべての細胞機能が、細胞の核によって指示されたものだと考えていた。しかし、イギリスの生化学者ニック・レーンの驚くべき著書『ミトコンドリアが進化を決めた』（みすず書房）の中にこのような記述がある。

「……革命に値する、まだ初期段階のパラダイムをひっくり返すような大きな変化があった。既存のパラダイムは核が細胞活動の中心であり、その運命をコントロールしているというものだ。多くの面ではもちろん正しいが、アポトーシスの場合はこれが当てはまらない。意外なことに、核を欠いた細胞にもアポトーシスが起こるのだ。実はミトコンドリアが細胞の運命をコントロールしていることがわかった。ミトコンドリアが細胞の生死を決定しているのだ[40]」

ミトコンドリアは、燃料をエネルギーに変えること以上のはたらきをしていることがわかる。そして、炎症によって簡単にダメージを受けてしまう。

炎症は腸内細菌にコントロールされ、それが炎症分子になって血流とともに流れ、細胞や組織に届き、ミトコンドリアを死滅させてしまう。

人間のマイクロバイオームと「ミトコンドリア性の疾患」、とくに将来の世代に受け継がれる可能性のある疾患との関係が、現在研究されている。

ミトコンドリア性の疾患とは、機能不全のミトコンドリアに起因する神経、筋肉、代謝性の障害などだ。糖尿病、自閉症、アルツハイマー病などの疾患はすべて、ミトコンドリアの機能不全に関係している。

ミトコンドリアの価値を考えれば、体の中で新しいミトコンドリアがいつも育っていることがどれほどありがたいことかよくわかる。

大切なのは、ミトコンドリアの成長をうながすためにライフスタイルを変えることだ。炭水化物にかたよった食事をやめ、もっと脂肪を多くとる、より効率的にエネルギーやカロリーをとる（前著の『「いつものパン」があなたを殺す』の中心のテーマだった）、カロリー摂取量を抑える、有酸素運動を行なう、などである。

本書でも、ミトコンドリアを強化し、それによりマイクロバイオーム全体を強化するためにできることを後述していく。

ミトコンドリアのＤＮＡの特質には、興味深いことがもう一つある。

それはすべて、女性の血統だけに受け継がれるものだということだ。

生殖のあいだ、精子の核DNAは卵子の核DNAに結合するが、男性のミトコンドリアは排除される。つまり、人間の命を維持するエネルギーの源は、純粋に女性の遺伝子コードの体現なのだ。この概念から科学者たちが心に描いたのが「ミトコンドリアイブ」である。

すべての人間は、この最初の人間の母から、ミトコンドリアDNAを受け継いだ。ミトコンドリアのイブは、約十七万年前に東アフリカでホモ・サピエンスが、他のヒト科と分かれて別の種として進化していたときに存在していたと考えられる。

細菌こそが地球で最初の住民であり、その後現われた人間は、多くの細菌たちと共生関係をつくってきた。そのうちの一部が、われわれの細胞にとり込まれたのだ。

## 「原因不明の病」への革命的な治療法(FMT)

Cさんという患者の症例をあげよう。

四十三歳のこの男性は、二〇一四年に私のところにやってきた。彼はその場で立つのにも杖が必要で、両脚が動かないように感じる、簡単にバランスを崩す、といった症状を訴えた。

これまでの症状の経緯を尋ねると、一九九八年のある朝、目覚めると「酔ってフラフラする」感じがしたという。神経外科に行くと、脳のＭＲＩスキャンが行なわれたが、結果は正常だった。

Ｃさんはその後二週間にわたって不安定さを感じ、さらに二週間後、運動中に、背中にアリが登ってくるような感覚があった。視界もぼんやりする。

途方に暮れて、別の自然療法医のもとを訪れた。ありとあらゆる栄養サプリメントをとり始めたのはそのときで、その後は少し回復した。

三年後、彼は突然「腰から下の両脚の麻痺」に襲われた。再度新しい栄養サプリメントを処方され、三カ月後に多少の改善を感じた。

二年後にまた同様の症状があり、さらにサプリメントが処方されて解決した。

しかし二〇一〇年になると、立っていてバランスを崩すことが多くなったため、さらにさまざまな栄養サプリメントをとったが、症状の悪化が続いた。しかも急速にだ。

二〇一四年にＣさんはまた神経外科で脳のＭＲＩスキャンなどを受けた。そしてそのときの結果では脳の両半球や脳幹、とくに深部の白質に大きな異常があることがわかった。

頸椎のＭＲＩ、腰椎穿刺、電気検査の結果の異常に加えて、これらの調査結果により、多発性硬化症（ＭＳ）であると診断されたのだ。

多発性硬化症は、脳と脊髄の神経の損傷が特徴の炎症性疾患である。神経系が壊れ、身体的、認知的、精神的にも広範囲の症状が現われる。原因は、一般的には免疫系の不具合によるものだと考えられているが、体が自身の神経細胞を攻撃するという現象を引き起こすしくみはわかっていない。

それでも疫学的研究では、都市での生活環境がこの自己免疫疾患の大きなリスク要因になっていることは明らかになっている。アルツハイマー病の発症リスクが、都市や西洋型の環境で高くなるのと同じである[41]。

多発性硬化症や、他のすべての神経性疾患の症状は、腸内フローラに起こった変化と直接関係しているのだろうか?

この数年間、私は多発性硬化症の患者のほぼ全員が、帝王切開で生まれたか、母乳で育てられなかったか、幼児期になんらかの病気を抗生物質で治療していたことに気づいた（実際に二〇一三年に発表された新しい研究結果によると、多発性硬化症のリスクは母乳で育つと四二％少ない[42]）。

幼いころの体験をCさんにも尋ねてみると、その生い立ちに同じパターンがあった。母乳を与えられたのはほんの数日だけだったのだ。

私はCさんに、最近の研究で腸内フローラを変えることが、この病気の重要な役割をになう可能性があるとわかっていると説明した。そして今後、どのようにすればいいのかを提示した。

それは、「プロバイオティクス浣腸（かんちょう）」のプログラムである。

このプログラムについては9章で説明する。Cさんは躊躇（ちゅうちょ）なく同意し、週に二〜三回のプロバイオティクス浣腸を行なった。

二週間後、彼から電話があった。歩きやすくなって、ここ数日は杖なしで歩いているというのだ！　一カ月後、また電話で話した。週に三回のプロバイオティクス浣腸を続けていて「体が安定した」と感じているという。

次に私はCさんに、糞便微生物移植（FMT）と呼ばれる新しい革命的な治療法を用いて健康な腸内フローラをつくり直すことを提案した（治療法については後述する。アメリカでは現在、多発性硬化症の治療法としては受けられない）。

同意した彼はイギリスの診療所を選んだ。そこでは免疫や炎症のさまざまな症状に、この治療法が用いられている。

Cさんは糞便微生物移植を十回受けたが、二回目後から歩行が劇的に改善したのを感じ、イギリスから帰国して一カ月後も、それがそのまま続いているといった。「問題なくきちんと歩けているし、他の人が見ても、どこか悪いところがあるとは気づかないと思いますよ」

彼は自分の回復ぶりに非常に興奮して、支えなしでの自力歩行の様子を動画撮影して送ってくれた。この動画は、私のウェブサイト（www.DrPerlmutter.com）でも紹介している。現在もウェブサイト上にあるので、ぜひご覧いただきたい。

これがCさんのストーリーのハッピーエンドだ。

私はこれまで三十年以上にわたって神経科医を務めてきたが、多発性硬化症患者にこれほどの目覚ましい回復が起きたのを初めて見た。

第一線ではたらく世界の多くの神経科医が、まだこの方法を採用していないのは残念ではあるが、豊富にあるこうした情報をつなぎ合わせれば、必ずわかってくる。

そしてCさんには確かに効果があった。彼の人生は、免疫系のリセットボタンを押すまでは、渦を巻いて落ちていっていたのだ。

私自身、多発性硬化症などの治療法は、新しい医薬開発から生まれるものだといつも信じていたが、今、この病気の一番確かな治療法になりえるものが明らかになろうとしている。

他にも、不可解な神経性の症状には、別の角度からの見方があり、それを受け入れ、とり組んでいくべきではないだろうか。

うつ病、不安感、ＡＤＨＤについてもまた、常識とされてきたことが、もうすぐくつがえろうとしている。

# 3章

# なぜ腸が荒れると、心も不安定になるのか

## 「腸が不機嫌」だと「心も不機嫌」

Mさんは、私のもとへ診察を受けにくるまでに、一年以上も複数の抗うつ薬と抗不安薬を服用していたが、効果はなかった。

私のところに来ようと思ったのは、記憶の途切れが深刻になり、アルツハイマー病を発症したのではないかと思ったからだ。

私は記憶力テストを行ない、病歴やライフスタイルについて、いくつか質問した。ときどき抗生物質を使っていたか？　イエス。

食事は炭水化物が多かったか？　イエス（実際、低脂肪の食事で減量の努力をしていた）。他の薬を服用していたか？　イエス（高いコレステロール値を下げるスタチン、酸分泌抑制剤のネキシウム、不眠症のための睡眠剤を服用していた）。

これだけ聞けば、彼女の腸内フローラが乱れているとわかる。

そして、食事内容を少し変えてから三カ月後には、Mさんは薬をいっさいやめられ、「まるで生まれ変わったみたい」に感じたという。

本来のシャープで落ち着いた心が戻り、毎晩ゆっくり眠れるようになり、気分の落ち込みはもう感じなかった。それまでほぼ十年間、悩みの種だった体重もストンと落ちた。

彼女の変身は特別だったのか？　とんでもない。私の事例の中にはもっとびっくりするような結果を出した患者もいる。

食べ物の選び方を変えて「脳のつくり方」を少し修正しただけで、生き方や健康状態が変わったのだ。それは炭水化物を減らし、健康的な脂肪分、とくに脳とメンタルヘルスのカギとなるコレステロールを増やしたことにある。

このちょっとした食生活の変化だけで、うつ病やそれに類する病気、すなわち慢性的な不安感から記憶力低下、ＡＤＨＤまでもが消え去ってしまうのを私は数多く見てきた。

## その抗うつ薬は効くのか

何か大きな集まりに参加したとき、自分のまわりを見渡して、考えてみてほしい。

「この中で、十人に一人は気分障害で精神科の治療薬を飲んでいる。四十代、五十代の女性では、四人に一人が抗うつ薬を服用している[1]」

そうなのだ。今、アメリカの中年女性の四人に一人はうつ病と診断され、強い治療薬を服用してその症状を抑えようとしている。

持続的な悲しみ、不快感、不安感、心の動揺、疲労、性欲の低下、記憶力低下、イライラ、不眠症、絶望感、無感情、押しつぶされる感覚、閉塞感などの症状だ。

プロローグでも述べたように、うつ病は今や世界中を席巻する疾病の一つで、三億五千万人が罹患している（世界保健機関〈WHO〉によると、二〇二〇年までには、うつ病の医療費が心臓疾患の医療費を上回る見込みだ）。

アメリカでも、罹患率は上昇している。実際に二〇一四年、アメリカ人三千万人に、百二十億ドル（約一・二兆円）相当の抗うつ薬が処方された。つまり世界の半数を超える国のGNP（国民総生産）より多い額を、抗うつ薬につぎ込んでいる計算になるのだ！[2]

三十年近く前にSSRIという「選択的セロトニン再とり込み阻害薬」がアメリカ食品医薬品局（FDA）の承認を受けたが、それ以降、精神疾患、とくにうつ病、不安障害、パニック障害などは、薬によって改善し、あるいは「治して」しまえるものだと考えられるようになった。

これらの精神疾患はアメリカの製薬業界の一番のターゲットであり、薬の使用量は過去二十年間で四〇〇％も増加した。二〇〇五年までには抗うつ薬がアメリカで処方される薬の一位になったのだ。[3] 抗うつ薬はテレビなどでも広告が著しく目立っている。

だが、抗うつ薬でうつ病は治せない。プロザック、サインバルタ、ゾロフト、エラビル、レクサプロ、ウェルバトリンなど、一般的に抗うつ薬として処方される薬も、症状にはたらきかけはするが、最低限の作用しかない。

ＡＤＨＤの治療薬にも同じことがいえる。ＡＤＨＤの治療薬は、全世界のうち八五％がアメリカで使用されているのだ。現在はまだ子どもが服用するのが主流だが、服用する大人の数も急増している。子どもの服用率は二〇〇八年から二〇一二年の間に一八％増加したが、同時期に大人の服用率は五三％も急上昇した。[4]

十億ドル（約一千億円）もの向精神薬産業が患者をターゲットに動き、そもそも治療すべきである障害じたいがないがしろにされていることに、私は悲しくなる。

病気を本当に治そうとか、病気の根本原因を改善しようとか、ましてや薬の服用をやめさせようなどというとり組みは、そこにはまったくない。

ビジネスの観点から見れば、商品（薬）をくり返し購入して、一生つき合ってくれる顧客を生み出すのだから、確かに意味のあることかもしれない。

そしてアメリカの人たちは、それを当然だと思い込まされているのだ。

医学専門誌にも抗うつ薬の広告があふれている。今や何の病でも薬を処方することが当たり前になっているのは、不思議なことではない。だが、このアプローチは絶対的に誤りで、きっと恐ろしい結果につながる。


もう一つ心配なことは、抗うつ薬の処方箋を書いているのはたいていが総合診療医で、メンタルヘルスの専門家ではないことだ。

私たちは精神疾患の原因を追究することに、もっと注力する必要がある。そうすれば副作用の危険を伴う薬物など使わなくても、本物の治療法を見つけることができるだろう。


これらのことと同様に、腸内で起こっていることが、脳で何が起こるのかをある程度まで決定するというのは、今やはっきりとした事実である。

腸と心の病気の関係は、腸内フローラにその研究の焦点が当てられ、腸壁バリアにいる腸内細菌がメンタルヘルスに影響するというのは、さまざまな側面から明らかになっている。

現在、市場に出回っている抗うつ薬はどれも、脳内の神経伝達物質の活動を人為的に変えるように合成されている。

しかし、こういった脳内で見られる化学物質と同じものが、実は腸内でもつくられることや、またその物質の脳への有効性は、腸内細菌の活動によって大きくコントロールされていることを考えると、実は「脳の中心は、腸にある」ことは確かだ。


私が神経科医として興味をひかれるのは、現代の抗うつ薬は神経伝達物質セロトニンの有効性を高めることで効果があるといわれているが、[5] セロトニンの前身であるトリプトファンは腸内細菌によって厳密にコントロールされていることである。

現在は、ビフィドバクテリウム・インファンティスと呼ばれる細菌が大活躍してトリプトファンを有効にすることがわかっている。[6]

前章では、炎症の観点から腸内フローラの持つ力についてお話しした。もし、あなたがうつ病とは何かと多くの人に尋ねたら、返ってくる答えはおそらく、「脳内の化学物質のバランスの欠如」といったような内容になるだろう。

私は、それが「大間違いだ」と証明したくて本書を書いている。

過去二十年間に書かれた科学文献は、うつ病から統合失調症までの精神疾患における炎症の役割を強調している。

神経医学の分野では、うつ病の発症における免疫系の役割を、二十世紀の早い時期から認識していた。しかし、そのつながりを理解し始めたのはごく最近のことである。技術の進歩と長期にわたる研究のおかげだ。

## 体内の炎症が、メンタルのダメージを広げる

うつ病と腸につながりがあるという事実は、最近わかったことではない[7]。

すでに二十世紀初めには、研究者と臨床医たちがこの研究に深く携わり、腸内でつくられる毒性の化学物質は、気分や脳の機能に影響するのではないかと考えていた。このプロセスには「自家中毒」という呼び名さえあった。

八十年以上前に、ある研究者チームは次のように書き記している。

「すべての精神状態に同じ原因があるとは考えられないが、消化管で発生する中毒症状と同じ原因を持つ精神疾患の事例があることを、認めるのが正当だと感じている[8]」

その後、残念ながら、腸と食生活パターンの研究は「非科学的」と見られるようになった。

二十世紀半ばまでには、腸がメンタルヘルスに影響するという考えは急速に消えていき、逆にうつ病と不安症が腸に影響を与える重要な要因だという考えにとって代わった。

その結果、製薬産業が爆発的に繁栄し、「腸から脳」という先見の明のある研究者たちは相手にされなくなっていった。それから八十年を超える時を経て、一周回ってもとに戻ってきたわけである。

現在もっぱら注目されているのは、腸の機能不全と脳の関係、より具体的にいうと、血液中の炎症マーカー（体の免疫系が警戒態勢であると示すもの）の存在と、うつ病のリスクの関係を示す研究だ。

炎症のレベルが高いほど、うつ病発症のリスクが急上昇する[9]。そして、炎症マーカーのレベルが高いほど、うつ病の症状が重くなる[10]。

この結果から、うつ病も、パーキンソン病、多発性硬化症、アルツハイマー病などと同じ、炎症性疾患ということになる。

うつ病の原因となる障害は脳内だけにあるのではないと考えられるようになった、目を見張るような研究結果もある。

たとえば、うつ病の兆候がいっさい見られない健康な人に、炎症のきっかけになる物質を注入したところ、すぐに典型的なうつ病の症状を発症した[11]。

同様に、C型肝炎の治療で、炎症性サイトカインを増加させるインターフェロンを与えられた人のうち、四分の一の人が重大なうつ病の症状を発症した[12]。インターフェロンは自然に生成するタンパク質で、免疫系の重要な部分を形成するが、特定のウイルス感染症の治療薬としても投与されている。

さらに注目すべきなのは、新しい研究で、抗うつ薬は、実は炎症性化学物質を減少させる性質が作用して治療の効果が得られたという事例があった[13]。

言い換えれば、現代の抗うつ薬の本当のメカニズムは、セロトニンにはたらきかけることにはまったく関係なく、もっぱら炎症を軽減させるものである可能性が出てきたのだ。

だが残念なことに、抗うつ薬はいつも効果があるというわけではない。抗炎症効果により症状を軽減することはできるとしても、問題の根本には作用しておらず、火を消すことはできない。いわば、あまり役に立たない絆創膏（ばんそうこう）のようなものである。傷を治すわけではないのだ。

現代にうつ病が急激に増加していることを考えるとき、座ってばかりいるライフスタイルや、炎症を誘発する糖質やオメガ6脂肪酸が多く、炎症を抑えるオメガ3脂肪酸が不足する食生活の影響との関連が疑われる。

たとえば、精製した炭水化物や工場で製造される脂肪を多く含む西洋型の食事では、炎症マーカーであるCRPのレベルが高くなることと関係がある[14]。

「グリセミック指数（GI値）」の高い食品が多い食生活も、CRPのレベルを上昇させる[15]。GI値は〇～一〇〇の指数で表わされ、数値が高いほど血糖値の上昇を速め、継続させる食品だ。基準値として、グルコース（ブドウ糖）のGI値を一〇〇とする。GI値が高い食品は炎症を起こすことにもつながる。

## うつ病と糖尿病の深いつながり

実は高血糖はアルツハイマー病と同様、うつ病の最大のリスク因子の一つである[16]。かつては糖尿病とうつ病はまったく別の疾患だと考えられていたが、この考え方は変わってきている。

六万五千人を超える女性を対象に十年にわたる大規模な研究が行なわれ、二〇一〇年に『アーカイブス　オブ　インターナル　メディシン』にその結果が発表されたが、糖尿病とうつ病には驚くべき関係があることがわかった。糖尿病の女性がうつ病を発症する確率は糖尿病でない場合と比べて三〇％近くも高いのだ[17]。

研究者たちが、体重や運動不足など、他のうつ病のリスク因子を考慮しても、その事実は変わらなかった。

そして、糖尿病のためにインスリンを摂取している女性のうつ病発症率は、五三％高かった。過去二十年で糖尿病罹患率が急上昇しているが、うつ病も同様の割合で増えているようだ。

肥満も炎症マーカーの増加に関係しているというのは、なんら驚くべきことではない。肥満は五五％増加したうつ病のリスクと相関関係があり、うつ病は五八％増加した肥満のリスクと関係があるのだ[18]。

うつ病と炎症の関係が非常に深いことが明らかになってきたが、この炎症はどこから来ているのだろうか？　ベルギーの研究者チームがこう書いている。

「大うつ病性障害（ＭＤＤ）は炎症反応の活性化に伴うことと、炎症誘発性サイトカインとリポ多糖類（ＬＰＳ）は、うつ病の症状を発生させる可能性があるという証拠が得られている[19]」

読み流してしまった人のためにもう一度書くが、〝ＬＰＳ〟だ。前章で紹介した炎症の

健康な対照群と大うつ病性障害患者における
ＬＰＳ抗体の比較

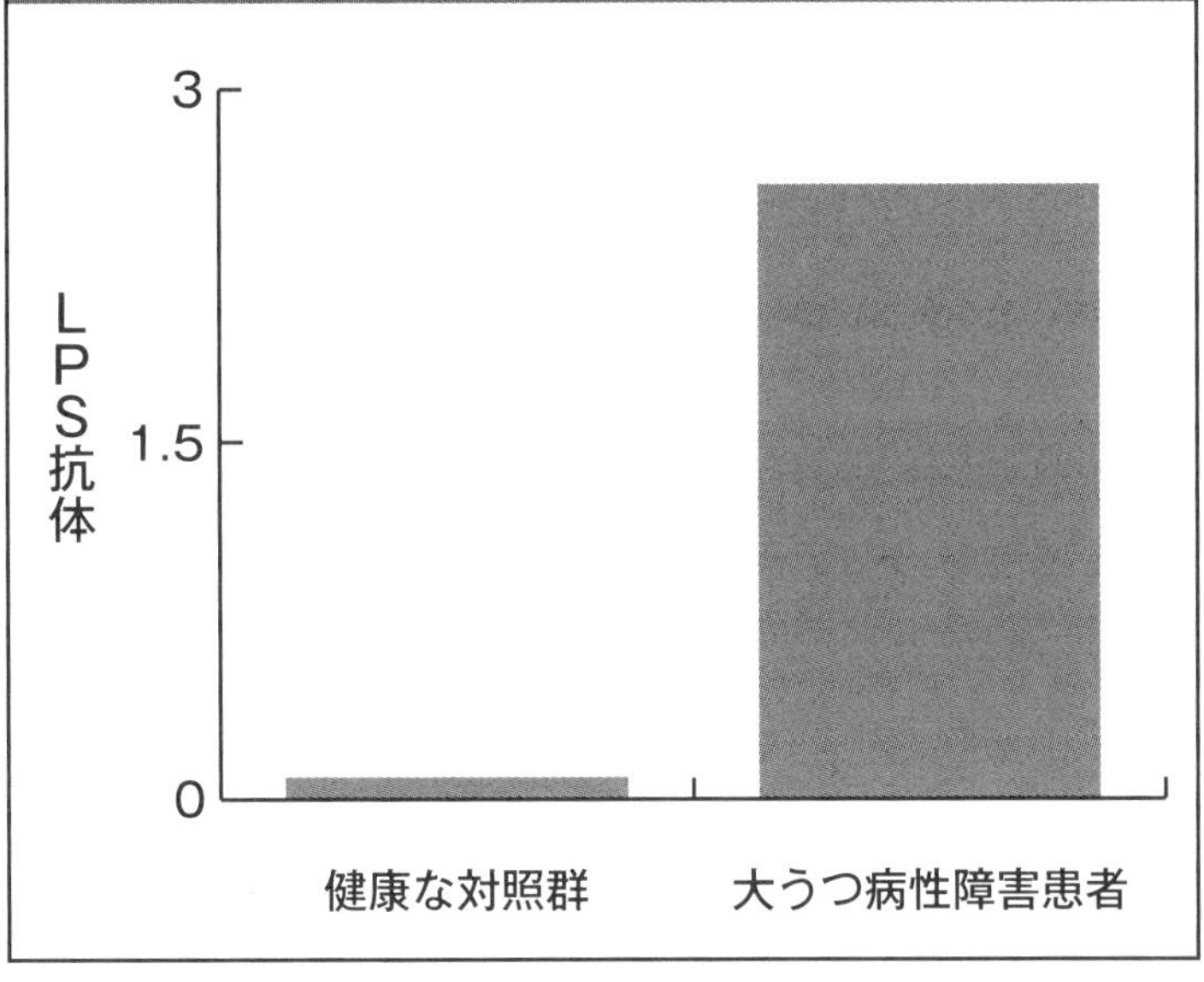

「発火装置」である。

二〇〇八年に同じベルギーの研究者たちが、大うつ病性障害の患者の血中で、ＬＰＳに対する抗体が大幅に上昇したと発表した（興味深いことに、大うつ病性障害は胃腸症状を伴うことが多いとも書かれている。腸が荒れたことが原因で起こったというのも理由の一つかもしれない）。

研究者たちは、この発見は反論の余地もないほど確かであるため、大うつ病性障害の患者はこうした抗体を測定して腸の透過性を調べ、治療すべきだと強くすすめている。

世界中の研究者たちが、ようやくＬＰＳのうつ病における役割に目を向けている[20]。

前述したように、炎症マーカーはうつ病と相関関係にあり、ＬＰＳは炎症性化学物質を増加させる。そして、ここが本当に興味深いところだ。ＬＰＳは腸の透過性を高めるだけでなく、炎症性の化学物質が血液脳関門を通過して脳を攻撃する助けをする。

これは認知症にもいえることで、二〇一三年には「うつ病患者はその後、認知症や軽度の認知障害のリスクが二倍にまで上がり、軽度の炎症は認知力低下の一番の要因であると考えられる」という研究報告書も出されている[21]。

こうした研究結果は「動かぬ証拠」だ。

LPSが腸壁を通過することで体内と脳内に火をつけ、結果としてうつ病を発症し、その後、認知症を発症することにつながる。

実はうつ病は、過敏性腸症候群、慢性疲労症候群、線維筋痛症（せんいきんつう）、インスリン抵抗性、肥満といった、他の炎症性疾患や自己免疫疾患のある人には大変よく見られる病である。

こうした症状はすべて、炎症と腸管の透過性のレベルが高いことが特徴で、腸に注目しなければならないのはそのためだ。

腸の透過性の上昇や細菌の多様性の不足は、食生活に起因するという研究は多い。

抗炎症性脂肪やタンパク質が豊富な地中海型の食生活は、うつ病の発症率を大幅に低下させる[22]。反対に、炭水化物と糖質の多い食生活は「炎症性の腸内フローラ」をつくる。

特定の食材が体の炎症経路に影響することもわかっている。

たとえば、果糖（フルクトース）はLPSを四〇％も増加させるが[23]、食生活から果糖をカットしたり厳しく制限したりすると、腸内細菌のバランスが変わり、もとに戻ることもある。

現在、異性化糖（高フルクトースコーンシロップ）は甘味料全体の四二％を占めており、これがうつ病や認知症などの罹患率を大幅に上昇させている要因かもしれない。

では、どんな食材が、腸内フローラのバランスを支え、うつ病のリスクを下げる効果があるのか、あとでくわしく見てみよう。

## 最近かかったインフルエンザが、将来のうつ病に?

自己免疫疾患とうつ病のリスクとの関係はすでに示したとおりだ。

デンマークのさまざまな研究所とジョンズ・ホプキンス大学公衆衛生大学院の研究者たちの合同チームが、一九四五年から一九九六年にかけて大規模な調査を行なった結果を、二〇一三年に報告した[24]。

この期間内に調査した対象者三百五十六万人のうち、九万千六百三十七人が気分障害で入院した。

研究者たちは、自己免疫疾患で入院したことで、気分障害での入院のリスクが四五%増加したことを発見した。

さらに、感染症で入院したことがあると、後に気分障害と診断されるリスクが六二%も上昇した。自己免疫疾患と感染症の両方の病歴があると、気分障害のリスクが二倍超になった。

これらの症状は関係のない別々のものだと思いがちだ。

たとえば、青年期にインフルエンザを発症することと、年を重ねてからうつ病を発症することの関係などふつうは考えない。しかし、こうした研究結果がそれらを結びつけているものをはっきり示している。

「炎症」である。

感染症の場合、免疫系が感染症と戦おうとして炎症をあおる。もし、抗生物質がそこに介入すれば、抗生物質が腸内フローラの質を低下させてさらに炎症をうながす。

ステロイド剤などといった自己免疫疾患の治療薬も、腸内細菌のバランスをいじって免疫系の機能を変えてしまう。

この研究結果はアメリカ医師会が発行した『JAMAサイキアトリー』に掲載されたものだが、執筆者たちは、自己免疫疾患と感染症は気分障害を発症するリスク因子であると結論を出している。

実際に、自分の病歴（一生にわたる病歴のことだ）は、現在や将来、精神疾患と診断されるかどうかの要因になる。

たとえば、数例の研究結果だが、母乳で育てられなかったことが成人期の大うつ病性障害のリスク増加と関係する可能性がある。

大うつ病性障害の患者五十二人と、うつ病歴のない健康な百六人を調査した研究では、うつ病歴のない人の七二%が母乳で育ち、うつ病患者では四六%のみが母乳で育っていた[25]。

## 腸が変われば気分も変わる

二〇一一年にカナダのマックマスター大学で行なわれた研究は、腸じたいが脳に情報伝達して行動に影響を与えることを証明した先がけとなった[26]。

この研究では腸から細菌をとり除いたマウスと通常のマウスの行動を比較した。

腸内細菌を持たないマウスは、病気に対してより高いリスクを負っていることを示しただけでなく、ストレスホルモンのコルチゾールの分泌量がより多く、人間の不安障害やうつ病に見られるような、脳の化学物質であるＢＤＮＦのレベルの変化も見られた。

同じグループがさらに研究したところ、この結果がより裏づけられた。

『ガストロエンテロロジー』に掲載されているこの研究結果によれば、マウスの腸内細菌を別のマウスのものと入れ替え、行動を大きく変えることに成功したと報告している。[27]

具体的には臆病なマウスのグループのマイクロバイオームを、活動的なマウスのグループに移植し、個性の変化を観察した。すると、おとなしいマウスが外向的になり、騒々しかったマウスが不安げな様子を見せた。

この研究報告書にはこう書かれてある。

「こういった行動をとらせているのは腸内フローラであると証明された[28]」

また、カリフォルニア大学ロサンゼルス校の研究者チームが行なった実験の結果が、二〇一三年の『ガストロエンテロロジー』に掲載されている。

食物の中にとり込まれた細菌が、人間の脳機能に影響を与えうる証拠を初めて示した研究だ[29]。研究の規模は小さいが、医学界では話題になった。

この研究では三十六人の女性を三つのグループに分けた。

第一グループは、さまざまなプロバイオティクスが入ったヨーグルトを一日二回、四週間食べ続けた。

第二グループは、見た目も味もヨーグルトに似ているものの、プロバイオティクスは入っていない乳製品を食べ続けた。

第三グループはとくに決まった食べ物をとらなかった。

実験の最初に、被験者はそれぞれ脳のスキャンを磁気共鳴機能画像法（ｆＭＲＩ）で受け、四週間後に再びスキャンを受けた。ｆＭＲＩは脳の構造を見るというより、脳の活動を調べる手法で、脳のどの部分が活発か、また、どのようなときに活動しているのかがわかる。

神経科医がこうした活動を調べるときは、専門用語で「興奮性」といい、脳が刺激に対してどう反応するか、またはその環境下でどう変化するかを観察する。

四週間目に被験者は感情的な反応を誘発するために画像を見せられた。具体的には、怒った顔や怖がっている顔をしたさまざまな人の写真を見て、同じ感情を表わしている人の写真同士を組み合わせていった。


研究者たちは実に驚くべき結果を得た。

プロバイオティクス入りのヨーグルトを食べた女性たちは感情反応の実験中、脳の島皮質（とうひしつ）と体性感覚皮質での活動が低下した（つまり感情の動きが穏やかになった）。

島皮質は体内の感覚を処理し統合する脳の部位で、これには腸からの感覚も含まれる。この女性たちは感情、認知、感覚の処理にかかわる脳の広いネットワークで活動（専門用語で「興奮性」）が不活発だった。

一方、他の二つのグループの女性たちは、このネットワークでの活動が安定していたか、より活発になっていた。見せられた写真によって感情的に刺激を受けたか、不快になったことを意味する。

さらに、被験者たちの脳を、感情反応のテストをしていない状態でスキャンすると、プロバイオティクスを摂取していた女性たちは、主要な脳幹と、認知にかかわる前頭前野皮質(ぜんとうぜんや)に、より強い関係を示した。

しかし、特定の食べ物を摂取しなかった女性たちは、脳の感情や感覚にかかわる部分に、より強い関係を示した。プロバイオティクス入りではない乳製品を食べていた女性たちは、この中間の結果になった。

研究を行なった薬学、生理学、精神医学教授のエメラン・マイヤー博士は、この発見の意味を明解に説明した。

「腸から脳へ信号が送られていることと、それが食生活によって変えられるという知識は、消化器官の疾患、精神疾患、神経疾患の予防と治療の新しい方法を開発する研究の広がりにつながっていくと思われる(30)」

博士の結論はこうだ。

「私たちは食べるものによって自分の腸内フローラの構成と、生成するものを変えられる。とくに野菜が多い、繊維質ベースの食生活を送っている人は、脂肪や炭水化物の多い典型的な西洋型の食生活の人とは腸内フローラが違っている。……これが代謝だけでなく、脳の機能にも影響をおよぼすことがわかっている」

私は最近、マイヤー博士と話す機会があったのだが、博士は謙虚にこういっていた。

「確かに期待が高まるような結果が得られましたが、もっと研究が必要です」と。

ネガティブなことや感情をあおるようなイメージに対する脳の反応の仕方に、腸内の変化が影響するというのは驚きだ。

しかし、希望が持てる結果である。

## ストレスも「腸の力」でガードする

ここまでにわたって「腸の脳に対する関係」を見てきたが、脳じたいも腸に対して独自の武器を備えていることを忘れてはならない[31]。

これは悪循環になりえる。精神的なストレスや不安は実際に腸透過性を増加させ、腸内細菌の構成を変えてしまい、腸がさらに漏れやすくなり、さらなる炎症を生み出すのだ。

視床下部（ししょうかぶ）‐下垂体（かすいたい）‐副腎軸（ふくじんじく）（ＨＰＡ軸）に注目した研究が、最近多く実施されている。おおまかにいって、ＨＰＡ軸はストレスを感じているときに副腎を刺激して、化学物質のコルチゾールをつくる。

コルチゾールは体の主要なストレス反応ホルモンである。

それは腎臓の真上にある副腎によってつくられ、戦うか逃げるかという危機的な状況のときに、われわれを助けてくれる。脅威から逃げたり、戦ったりする準備が必要なときに表われる、本能的な生理反応だ。

しかし、ありがた迷惑の場合もある。コルチゾールの過多は、さまざまな問題と関係する。それには、うつ病やアルツハイマー病も含まれるのだ。

コルチゾールが多いと、腸にも若干の悪影響をおよぼす。まず、腸内細菌の構成を変えてしまう。次に、細胞から化学物質を放出して腸壁の透過性を増加させる。

複数の研究結果によると、先に述べたＴＮＦ‐αを含む化学物質は、直接、腸壁を攻撃する。[32]

そしてさらに、コルチゾールは免疫細胞からの炎症性化学物質の分泌を促進するのだ。これらの化学物質は腸内の炎症を増やし、ますます透過性を高め、また脳に直接悪い刺激を与え、気分障害を発症しやすくする。

ストレスが溜まると胃が荒れたり、腸の病気を起こしたりする場合があることは、経験からわかるだろう。これがどのように起こるのかを説明する科学的な根拠もある。

最新の研究結果によると、急性のストレスよりも慢性のストレスのほうが腸の透過性と炎症に有害である。また、腸内細菌は、体のストレス反応の大半をコントロールする。

二〇〇四年の『ジャーナル・オブ・フィジオロジー』に、日本の研究者たちがマイクロバイオームを持たないマウス（無菌マウス）におけるストレスの影響をまとめている[33]。無菌マウスは、ストレスに過剰反応し、有害なコルチゾールをより多く分泌した。ただし、この状態はプロバイオティクスのビフィドバクテリウム・インファンティスを与えるだけで治まるといういい結果も示されている。

腸内細菌が脳よりも、ストレス反応をコントロールできるとは、驚きではないか。

## 薬をやめるのが怖かった

五十六歳のNさんは、不安障害とうつ病で私のもとに来た。

彼女の症例においては、メンタルヘルスと腸内フローラの関係が明白だ。

Nさんは治療薬を十年も服用していたが効果がなく、あきらめきっていたが、服用を中止するのも怖いと思っていた。

当時、彼女は抗うつ薬の他、以前に線維筋痛症の症状だと診断され、両腕と両脚の慢性の痛みを抑える非ステロイド性抗炎症薬を服用していた。

病歴を見ると、うつ病は二十代前半に発症したようだが、薬の服用は四十代半ばになってからである。

自然分娩で生まれたが、母乳で育っていない。子どものころはのどの感染症のため扁桃腺を摘出し、数種の抗生物質を服用していた。

十代のころはニキビの治療で十八カ月間、抗生物質のテトラサイクリンを使用していた。

便通には常に問題があり、「思い出せるかぎり昔から」慢性の便秘か下痢をくり返している。

まず、さまざまな検査を受けてもらってわかったのは、Nさんはグルテンに非常に敏感で、ビタミンDレベルが低く、腸の透過性と炎症のレベルを示すLPSの濃度が非常に高いということ。

この結果を示しながら、やるべきことは、腸の健康を回復させることだと彼女に説明した。グルテンフリーの食生活と、積極的にプロバイオティクスの食品、ビタミンDのサプリメントをとることをすすめた。他にも、定期的な有酸素運動や睡眠時間を増やすことなど、いくつか提案した。

それから六週間後、Nさんに会ったとき、言葉を交わすより先に、彼女がすっかり変身していることがはっきりわかった。

彼女は明らかに輝いていたのだ。私の診療所では、患者は全員、初診のときに写真を撮っておく。そこで六週間後のNさんをもう一度撮影し、二枚の写真を並べてみた。本当にびっくりするほどの変化があったのだ。

私がすすめたわけではないが、彼女は今回の受診の四週間前に、抗うつ薬の服用をすでにやめていて、今は薬物をいっさいとっていないという。

「目の前の霧がようやく晴れたみたいです」と、彼女はいう。

慢性不安障害もどこかへ行ってしまった。よく眠り、よく運動し、数十年ぶりに規則的な便通もあるそうだ。

線維筋痛症の痛みはどうかと尋ねると、私が聞くまでその病気のことをすっかり忘れていたほどだ。

## 子どもの脳が薬漬けになっている

ＡＤＨＤ（注意欠如・多動性障害）と診断される子どもたちが増えている。大人もごく普通にＡＤＨＤを発症するが、子どものほうが危険だと私は考えている。なぜなら脳がまだ発達段階にあるからだ。

このＡＤＨＤとうつ病は別のものとしてとらえられることが多いが、共通点は多い。

結局のところ、一部の症状は同じであり、また、両者は同じメカニズムに起因している。「激しい炎症」である。[34]

さらに、どちらの疾患に対しても食事療法ではなく、強い向精神作用性の薬物が使われている。実はＡＤＨＤの治療に抗うつ薬が使われている場合もあるのだ。

現在、アメリカの四～十七歳の子どもの一一％超がＡＤＨＤと診断され、なんとそのうち三分の二が薬物治療を受けている。

アメリカ疾病管理予防センターのホームページでは、ＡＤＨＤのページに症状や診断が記載され、そこからすぐにどんな治療法があるのかが見られるが、どういった食事をとればいいかなどはまったく書かれていない。予防などという言葉もどこにもない。

アメリカの子どもたちは、ＡＤＨＤがほとんど見られない諸外国の子どもたちと、もちろん遺伝子的には大差はない（前述のとおり、世界中で使用されるＡＤＨＤの薬品の多くが、ここアメリカで使用されている。自慢にもならないことだが）。

この多額の費用がかかわる問題に、誰も疑問を持たない。なぜ、西洋の文化様式で暮らす子どもたちは注意欠如や学習障害、衝動抑制障害があるのか？

ここで起こっている問題は、明らかに環境的なものだ。何かがおかしい。

新しいデータから恐ろしいことがわかる。

アメリカでは今や一万人を超える幼児（二～三歳）がＡＤＨＤの治療薬を服用しているのだ。(35)そんな年ごろの子どもに薬物を投与するなど、小児科の定められたガイドラインから完全に逸脱している。これらの薬が発達段階の脳にどう影響するのかまったくデータがない。

さらに、アメリカの公的医療保険制度メディケイドが適用されている子どもたちには、中流、上流家庭の子どもたちと比較して、リタリンやアデロールのような刺激性の強い薬が処方される可能性が高いことに、私は怒りを覚える[36]。

つまり、低所得家庭の子どもたちほど、薬物治療を受ける場合がはるかに多いのだ。

これらの薬に対する懸念から、ＡＤＨＤの治療により刺激性の少ないものが出てきたが、それなら安心というわけではない。

たとえば、アトモキセチン（ストラテラ）のような薬は、不快な副作用がいっぱいだ。眠気、活力低下、食欲不振、吐き気、嘔吐、胃の痛み、睡眠障害、口の渇きなどだ。

そして副作用以上に、この薬は百十四種の遺伝子発現を刺激し、他の十一種の遺伝子を抑える[37]。

それでも医師たちはこの薬の処方箋を書き続けている。こうした遺伝子の変化に注目している研究者たちは、こういっているのに……。

「この治療の分子レベルでの効果はほとんど解明されていない[38]」

私はＡＤＨＤの子どもたちの治療に多くの時間を費やしている。

その子どもたちの親からよく、子どもが耳感染症を頻発し、治療のために抗生物質が処方されていたと聞く。その中には扁桃腺を摘出した子どももいた。乳児のときに母乳が与えられたとしても短い期間だけ、という子どもが多く、大半が帝王切開で生まれている。

二〇〇〇年に『アメリカン・ジャーナル・オブ・クリニカル・ニュートリション』に掲載された、パデュー大学のローラ・Ｊ・スティーブンス博士の研究結果によると、母乳で育った子どもたちがＡＤＨＤと診断される割合は低く、また、母乳で育った期間と子どもがＡＤＨＤを発症するリスクには関係があるという[39]。

さらに驚くのは、耳感染症が頻発し、抗生物質との接触が多いと、ＡＤＨＤを発症するリスクが高くなるというのだ。

１章でも触れた別の研究によると、帝王切開で生まれた子どもはＡＤＨＤのリスクが三倍に増加した。言い換えれば、ＡＤＨＤはランダムに発症するわけではないのだ[40]。

これらの相関関係はすべて、腸内細菌の変化を示している。

すでに述べたように、出産方法と授乳方法は、腸内フローラの適正なバランスを構築して、免疫系の問題に体が適切に反応する環境をつくるために重要である。

しかし、抗生物質は腸内細菌の構成を変え、それによって腸壁が弱くなり、腸内で起きていることに対する脳の反応が変わってしまう。これは重要な神経伝達物質の濃度を変え、脳を刺激する炎症性化学物質の発生をうながして、脳の機能を弱めてしまうということだ。

脳の機能に不可欠なビタミン群の生成も阻害される。これらの作用が積み重なって炎症を引き起こし、短期的にも長期的にも脳に害をおよぼす。

ＡＤＨＤを発症する要因となる遺伝子を持ち、慢性的な炎症のある人は、ＡＤＨＤを発症するリスクが非常に高い。

また、ＡＤＨＤ発症率の上昇が、子どもの肥満の増加と同時に起こっていることは、驚くにはあたらない。肥満やＡＤＨＤにも腸内細菌が深くかかわっている。

## 便秘をすると、腸や脳に起こること

私のところに来るＡＤＨＤ患者たちは消化器官のトラブルをよく訴える。

慢性の便秘は、便秘の原因にもなる刺激性の薬物を服用していなくても、当たり前のように見られる。

しかし、こうした事例を目にしているのは私だけではない。『ペディアトリックス』に最近掲載された研究結果によると、七十四万二千九百三十九人の子どもを調べたところ、三万二千七百七十三人(四・四%)がADHDを発症していた[41]。

便秘を訴える率はADHDの子どものほうが三倍近くも高くなった。大便失禁(腸の抑制力の欠如)はADHDの子どもたちが六七%も高かった。

この率はADHDの治療薬を服用しているかどうかでは差がなかった。

こうした大規模な研究データから、被験者の子どもたちの消化器官で何かが起こっていて、それが脳の機能に直接影響していることがはっきりわかる。

さらに、ドイツの研究者たちが、ADHDの子どもたちは、グルテンに対して過剰に反応する傾向があることを明らかにした。この研究ではグルテンに過敏な被験者たちに、グルテンフリーの食事療法を実施し、次のような結果を得た。

「グルテンフリーの食事療法を開始してから、患者やその家族から、開始前に比べて行動や機能に著しい改善が見られたと報告を受けている[42]」

この報告書では、ADHDを診断する際には、グルテンに過敏反応があるかどうかのテストをとり入れることをすすめている。

また、ＡＤＨＤは特定の障害として考えるのではなく、多様な要素の一つの症状としてとらえるべきだと述べている。まったく同感である。ＡＤＨＤは単に、グルテンや病んだ腸内フローラの悪いはたらきをきっかけに、炎症がひどくなった結果なのだ。

実際に、食事が原因でもＡＤＨＤの発症につながるようだ。

二〇一一年の『ランセット』に掲載された研究結果によると、食事制限によりＡＤＨＤの症状が劇的に改善したという[43]。

食事がＡＤＨＤの発症（や持続）の原因であるという指摘は、これまでにもあったが、ＡＤＨＤのような脳疾患に対する食事の影響が、脚光を浴びたのは初めてだった。

研究者たちはさらに、ＡＤＨＤと診断された子どもたちの六四％は乳製品、小麦製品、添加物や着色料の入った加工食品に過敏に反応することも示した。

この研究には反論もあり、さらなる研究が必要ではあるものの、ＡＤＨＤに対する食事の影響を考える材料にはなった。

こうした研究は、ＡＤＨＤのような行動障害は、外部要因（食生活など）に起因しており、患者の環境を変えることで治癒できる可能性があるという希望にもつながる。

もちろん、腸内フローラをいい状態に変化させることも含まれる。食事は腸内細菌の構成を変え、それがひいては患者の行動に影響するからだ。

すべてを腸に結びつけるパズルのピースを、もう一つ紹介したい。

前述した、大事な神経伝達物質のＧＡＢＡだ。

この化学物質は、ＡＤＨＤの子どもたちの脳に大きく不足している。

ジョンズ・ホプキンス大学医学部のリチャード・エデン博士が行なった、ＭＲスペクトロスコピー（ＭＲＳ）と呼ばれる技術を使った研究がある。[44]

ＭＲＳとはまるで、脳の中の様子を覗（のぞ）くように、生きた人間の脳内のさまざまな化学物質を測定できる装置だ。

このやり方で八～十二歳の子どもたちのグループを調べたところ、二つのグループの脳内のＧＡＢＡの濃度に、大きな違いがあることがわかった。

ＡＤＨＤの子どもたちはＡＤＨＤでない子どもたちのグループと比較して、ＧＡＢＡの濃度がかなり低かった。

ＡＤＨＤはＧＡＢＡの欠乏による可能性があることが考えられるのだ。

では、ＧＡＢＡの欠乏で何が起きるのだろうか。

そしてＡＤＨＤの子どもたちの脳内のＧＡＢＡを、どうすれば増やせるのだろうか。

ＧＡＢＡは体内で、アミノ酸グルタミンからつくられる。しかし、グルタミンがＧＡＢＡに転換するときには補助因子が必要になる。補助因子とは、特定の化学反応を起こすために必要な化学物質だ。

具体的にいうと、この転換には、亜鉛とビタミン$B_6$の両方が不可欠だ。

この二つは食べ物からしか摂取できない。ＧＡＢＡはこれらの補助因子を使って、特定の種類の腸内細菌からつくられる。

『ジャーナル・オブ・アプライド・マイクロバイオロジー』に掲載された報告によると、現在までに、とくにラクトバシラス属（乳酸桿菌）とビフィドバクテリウム属（ビフィズス菌）がＧＡＢＡを豊富に生成するとわかっている。[45]

さらにこうした細菌をプロバイオティクスの形で利用した研究で、不安障害を減少する効果が見られた。[46][47]

この面からも、今食べている食事が行動に与える影響力の大きさに、改めて目を向けざるをえないことがわかる。

コラム

## いい腸内細菌が良質の眠りをもたらす

ストレスホルモンのコルチゾールは、人間の一日の生活リズムと独特の結びつき方をしている。

一日二十四時間のホルモンの波は、生理機能や、緊張や疲労の有無と関係している。

不眠症も腸内フローラとつながりがあることがわかっている。

新しい研究によると、インターロイキンやTNF－αのような多種のサイトカインは、睡眠、とくにノンレム睡眠と呼ばれる、元気を回復させる深い眠りを誘発するのに重要な物質である。そして腸内細菌は、これらの化学物質をコルチゾールのレベルに合わせて分泌させる。[48]

コルチゾールのレベルは、夜間は自然と低くなり、早朝に上昇を始めるとされている。

サイトカインは基本的に腸内細菌にコントロールされ、二十四時間周期のサイクルではたらく。

コルチゾールのレベルが朝に上昇するとき、腸内細菌はサイトカインの分泌を抑制し、この変化がノンレム睡眠からレム睡眠の変わり目になる。

このため、腸内細菌が荒れると睡眠や体の周期的リズムにとって、大きな悪影響となりえる。

不眠症は腸内フローラのバランスをとることで克服できるのである。

# 4章

# 腸内フローラと食欲、肥満、そして脳の驚くべき関係

## 「ちょうどいい体重」を維持するカギ

肥満が恐ろしいほど蔓延(まんえん)していることはご存じのとおりだ。

アメリカでは肥満指数を表わすBMI値が二五〜二九・九の人は過体重、三〇以上だと肥満とされるが、世界中で過体重と肥満の人を合わせた数は、一九八二年の八億五千七百万人から、二〇一三年には二十一億人になり、一四五％超も増えた(1)。

また、アメリカだけ見ても一九九〇年には大半の州で肥満率は人口の一五％未満だったが、二〇一〇年までには三十六州で二五％以上、そのうち十二州で三〇％以上になった。アメリカ全土で現在、三人に二人は過体重か肥満、三人に一人が肥満なのだ(2)。

肥満は男性より女性に若干多く、アメリカの子どもの二六％が肥満に分類され、その治療には毎年千四百七十億ドルが使われている。過体重と肥満は心血管障害、がん、糖尿病、骨関節炎、慢性腎臓疾患、そしてもちろん認知症を含む神経変性疾患に影響し、世界中で毎年三百四十万人が死亡している(3)。

しかし、残念ながら、肥満が脳に与える影響は議論されていない。だが、されるべき問題なのだ。過体重や肥満は認知機能の低下、脳細胞の減少、うつ病から認知症までのさまざまな脳疾患に大きな影響を与えるという、疑いも否定もできない科学的な証拠がある。

また、肥満は胎児にも影響する。二〇一四年初めに出版された『セル』に掲載された研究結果によると、妊娠中の肥満は胎児の神経回路の異常の原因になりやすく、胎児の体重増加や糖尿病のリスクが高くなるのだ。(4)


何十年にもわたって研究者たちは肥満問題の解決にとり組んできた。製薬会社は副作用がなく、安全で即やせられる「魔法の薬」の開発を目指して、数十億ドルを投資してきた。そして消費者は、「おなかポッコリを解決します」と約束するさまざまなサプリメントや食事療法にまで、疑いもなく湯水のように金を使ってきた。

そこまでしても、この産業界には、革命的なことは何も起こらなかった。だが私は、何かが革命を起こせると思っている。そしてそれが何かは、もうおわかりだろう。マイクロバイオームを少しいじるのだ。

実際に、最新の多くの研究では、マイクロバイオームには食欲や体の代謝機能、体重をコントロールする力があると指摘している。適正体重へのカギは、体内に住んでいるのが「太る」腸内細菌かどうかにかかっている。

## 「太る細菌」と「やせる細菌」

西洋の平均的な子どもと、アフリカのサハラ砂漠以南の地域の村に住む子どもを比較してみよう。

アフリカのこの地域の人たちには、西洋人のような肥満や過体重など、実質的には見られない。確かに、この差はおおむね食べ物の違いからではあるが、腸内細菌から見てみるとどうなるだろうか。

二〇一〇年のハーバード大学の研究では、アフリカの村に住む子どもたちの腸内細菌を調べ、食生活がマイクロバイオームに与える影響を調べた[5]。

子どもたちは、人類が農耕を始めて定住するようになった時代と類似した「繊維質の多い食生活」を送っていた。

研究者たちは子どもたちの糞便と、体内に住む細菌の種類、さらに食物繊維（多糖類）を消化するときに腸内細菌がつくる短鎖脂肪酸の数値を調べた。

すでにお話ししたように、腸内細菌でもっとも大きいグループは、フィルミクテス門とバ

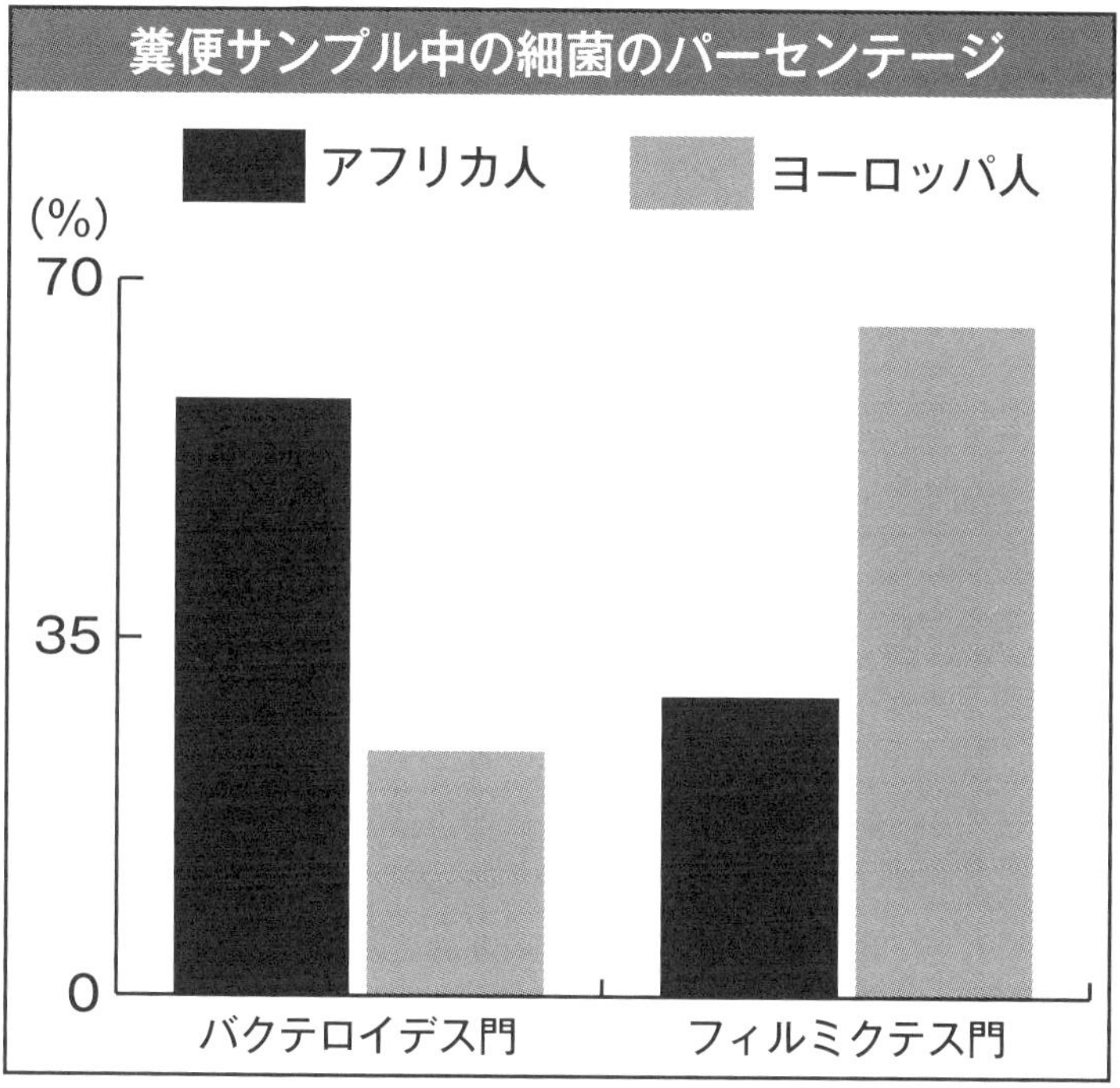

糞便サンプル中の細菌のパーセンテージ
アフリカ人
ヨーロッパ人
(%)
70
35
0
バクテロイデス門
フィルミクテス門

クテロイデス門の二つで、合わせると九〇%超を占める。

この二つの比率が炎症のレベルを決定し、肥満、糖尿病、冠動脈疾患、そして炎症全般などに直接関係する。

健康であるという「完璧な比率」はないが、腸内にフィルミクテス門がバクテロイデス門より多くなるほど炎症や肥満が増えることがわかっている。

それはなぜだろうか。フィルミクテス門は、食べ物からカロリーを多く抽出する性質を持ち、カロリーの吸収を高める。食べ物が消化器官を通るときに、体がより多くのカロリーを吸収すれば、体重が増えやすくなる。

一方、バクテロイデス門はあつかいにくい植物のデンプンと繊維を、より小さな脂肪酸分子に分解し、体がエネルギーとして使えるようにするのが専門である。

フィルミクテス門とバクテロイデス門の比率が「肥満のバイオマーカー」として注目されている。[6]

ハーバード大学の研究では、西洋人の腸はカロリーの吸収を高めるフィルミクテス門が占め、アフリカ人の腸は植物のデンプン繊維をより小さく分解するバクテロイデス門が多く住んでいることがわかった。

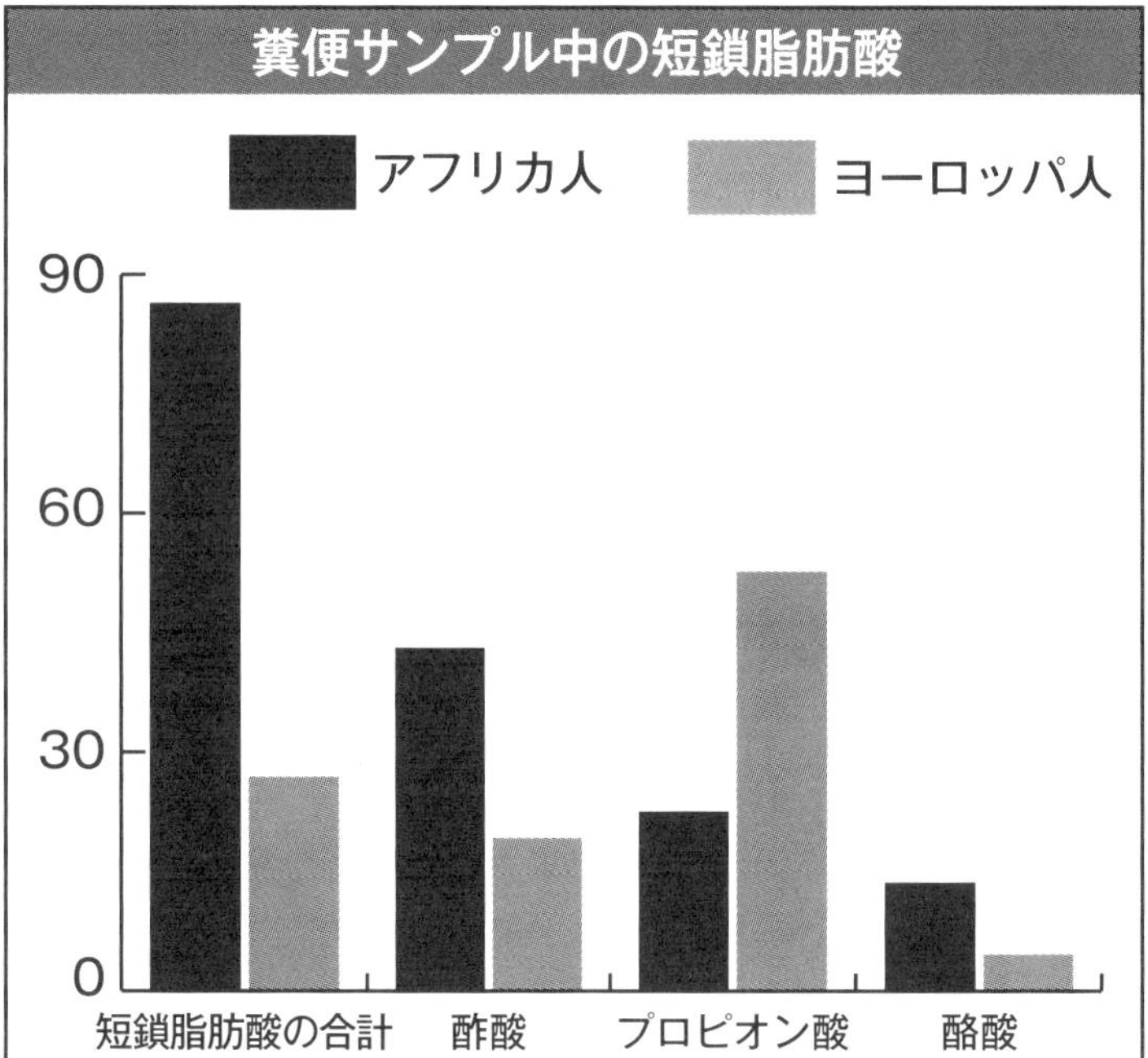

糞便サンプル中の短鎖脂肪酸
アフリカ人
ヨーロッパ人
90
60
30
0
短鎖脂肪酸の合計
酢酸
プロピオン酸
酪酸

腸がフィルミクテス門に支配されると、その影響が出る。

フィルミクテス門は、人間の代謝遺伝子もコントロールすることがわかっているからだ。肥満の人に豊富に見られるフィルミクテス門の細菌は、代謝に悪影響をおよぼす遺伝子をコントロールしているのである。つまり、フィルミクテス門は人間のＤＮＡをハイジャックして、体にカロリーが必要だと思わせているのだ。

二〇一一年に発表された研究報告書には、こう記してある。

「腸内細菌は腸内のエネルギーの収穫量を増やすだけでなく、このエネルギーをどう蓄えるか、免疫系がどう機能するかをもコントロールしている。後者が重要なのだが、腸内フローラの構成バランスが崩れると、炎症性疾患につながり、そうした炎症が肥満につながるからである[7]」

さらに、二〇一五年初めに発表された『アメリカン・ジャーナル・オブ・クリニカル・ニュートリション』に掲載された研究によると、フィルミクテス門が多いと遺伝子発現を変化させ、これが肥満、糖尿病、心血管障害、炎症につながる。

しかし、この研究では、自分で腸内フローラを変えることができるとも書かれている。食物繊維の摂取量を増やすだけで、腸内細菌の比率を改善できるのだ[8]。

ヨーロッパ人とアフリカ人のそれぞれの短鎖脂肪酸の違いを調べると、かなり大きな差があった[9]。149ページをご覧いただきたい。

この比率の意味を簡単にいうと、酪酸(らくさん)と酢酸(さくさん)が、プロピオン酸より多く必要である。プロピオン酸が多いというのは、腸によくない細菌がはびこっていることを意味する。そのため、結果を見るとアフリカ人はヨーロッパ人よりも、ずっと健康な腸内フローラを持っていることがわかる。

この差には、食事の違いが表われている。アフリカ人の食事は繊維が多くて糖分が少ない。ヨーロッパ人の食事はその反対である。肥満やぜん息などの症状がアフリカの田舎に見られない理由が、これでおわかりいただけるだろうか。

肥満と腸内フローラについて講義するとき、私は『ネイチャー』に掲載された二〇〇六年の双子の実験の話をよくする。この実験で肥満と腸内フローラの関係が初めて公(おおやけ)にされたのだ[10]。

ワシントン大学の研究者たちが、双子のうち、肥満したほうの人から採取した腸内細菌を、やせ型のマウスの消化器官に移植したところ、マウスは太りはじめた。

そして双子のやせたほうの人からとった細菌を、やせ型のマウスに移植したところ、マウスはやせたままだった。

また、肥満の人の細菌の種類と、標準体重の人の細菌の種類を比較すると、目立った差があった。

肥満の人は標準体重の人に比べて、カロリーの吸収を高める細菌であるフィルミクテス門が二〇％多く、九〇％近くもバクテロイデス門のほうが少なかったのだ。

他の研究結果ではさらに、糖尿病や肥満の人は細菌の種類じたいが少ないことがわかった[11][12]。

また、クリーブランドクリニックでは、肉や卵の成分から動脈を詰まらせる化合物をつくる細菌がいることがわかった[13]。そのため、この細菌が多いと、心血管疾患のリスクが高くなる。

私は肉や卵を食べるのは避けたほうがいいといっているのではない。

むしろその反対で、この細菌が少ないせいで、「血管を詰まらせる」といわれている食事が好きなのに心臓疾患を発症しない人もいれば、腸内フローラのバランスが悪いために発症する人もいるというわけだ。

実際に、肉や卵は重要な栄養源であり、脳をつくる大事な要素である。

むしろ、腸内細菌のバランスの乱れが健康の根本的な問題であるということだ。もし心臓疾患の原因を突き止めたいのなら、個別の食べ物のせいではなく、腸の中の悪い細菌たちのせいではないかと思ったほうがいい。

## 肥満も炎症から生じる

認知症やうつ病が炎症性疾患であることがにわかには信じがたいように、肥満が炎症性疾患であることもイメージしにくい。だが、どちらも明らかに炎症性疾患だといえる。

まず、肥満は炎症誘発性化学物質サイトカインを多くつくる[14]。

これらの分子の多くは脂肪細胞からつくられ、ホルモンや炎症性物質を放出する器官のように作用する。

脂肪細胞は単に余ったカロリーを蓄えるだけではなく、これまで考えられていた以上に人間の生理機能にかかわっている。そして、脂肪がとくに肝臓、心臓、腎臓、すい臓、腸など内臓のまわりに過剰にあると、代謝機能がダメージを受ける。

この「内臓脂肪」とは、肥満の人によく使われる言葉であるが、このタイプの脂肪は体内の炎症経路を刺激し、体の正常なホルモン活動を阻害する分子に信号を出すという、特異なはたらきをする[15]。

さらに、内臓脂肪は一連の機能を通じて炎症を誘発するだけではない。内臓脂肪じたいが炎症を起こすのだ。

また、この脂肪は炎症性の白血球の貯蔵場所になる。さらには、内臓脂肪がホルモン分子や炎症性分子をつくると、それらは肝臓に捨てられ、それがまた別の攻撃反応を起こす（すなわち、炎症反応を起こし、ホルモンを妨害する物質になる）。

早い話が、内臓脂肪は「武装した危険な敵」という存在なのだ。

内臓脂肪に関連する疾患は多く、わかりやすいものでは肥満やメタボリックシンドロームから、気づきにくいものでは、がんや自己免疫疾患、脳疾患などがある。

お腹まわりのサイズで「健康度」を測定するのは、このように内臓脂肪そのものが危険な存在だからだ。

内臓脂肪を見れば、将来の病気の恐れや死亡の確率を予想できる。

お腹まわりが太いほど、疾患や死亡リスクが高くなり、将来の脳の状態も予測できるのである。

二〇〇五年、アメリカのカリフォルニア大学バークレー校、カリフォルニア大学デイビス校、ミシガン大学のチームが百人超の「ウエスト値とヒップ値の比」を調べ、脳内の構造変化と比較した[16]。つまり、脳の構造とウエストのサイズに関係があるのか確かめようとしたのだ。

その結果は、医学界で注目を集めた。お腹が太いほど（すなわちウエスト・ヒップ比が大きいほど）、脳の記憶中枢である海馬が小さかったのだ。海馬の機能は、イコールその大きさによる。海馬が縮めば、記憶力も縮んでしまう。

さらに驚くことに、ウエスト・ヒップ比が大きければ、小さな脳梗塞のリスクが高くなる。梗塞は脳の機能を低下させる。報告書にはこう書かれている。

「こうした結果により、肥満、血管疾患、炎症などの疾患は、認知力の低下や認知症に関係しているといえる」

その他、ボストン大学の二〇一〇年の研究をはじめ、他の研究でも、余分な体重が増えれば増えるほど、脳が萎縮することが実証されている[17]。体の他の部分はともかく、海馬に関していえば、大きさが問題なのだ。

覚えておいていただきたいのは、脂肪がつくるサイトカインは、関節炎、心臓疾患から自己免疫疾患、認知症まですべての炎症状態で上昇するサイトカンと同じだということ。

そして、すでにご存じのように、CRPなどのマーカーを使って炎症を調べることができる。

『ニューイングランド医学誌』に掲載された報告では、ＣＲＰが高いと、アルツハイマー病を含む認知症のリスクが三倍にもなる。認知機能障害や一般的な思考障害にも関係している。[18]

ここで点と点のつながりが見えてくる。

もし、炎症のレベルによって神経性疾患が予測でき、過剰な体脂肪が炎症を増やすというのなら、肥満は脳疾患のリスク因子だ。そして、こうした炎症は神経性疾患だけではなく、肥満が起こすとされるさまざまな症状の原因になる。

炎症は糖尿病のカギをにぎる存在であり、たとえば高血圧でも同じことがいえる。

こうした疾患は別の症状を伴うこともあるので、たいてい別々に分類されているが（糖尿病は代謝機能の問題に分類され、高血圧症は心血管障害に分類される）、根底には同じ現象がある。

それはズバリ「炎症」だ。

## 食べたものが体を「襲撃」している

肥満は代謝機能に障害が生じていることの結果であり、血糖値の問題を無視して肥満は語れない。

ここでインスリンについて簡単に見ていこう。インスリンが体のもっとも重要なホルモンの一つであることはご承知のとおりだ。

代謝に大事な役割をにない、食べ物からとったエネルギーを細胞に送って、細胞がそれを使えるようにする。

細胞はインスリンの助けがなければグルコース（ブドウ糖）をとり入れることができない。すい臓でつくられるインスリンは運び屋のような作用をし、血流からグルコースを細胞に運び、細胞はそれを燃料に使う。

細胞が正常で健康であれば、インスリンの受容体が豊富にあるため、インスリンは問題なく受け入れられる。

だが、グルコースが際限なく存在して（炭水化物や精製糖を過剰に摂取した場合）、インスリンのレベルが高くなりすぎると、細胞はその苦しい状況に対処し始める。

インスリンに反応する細胞の、表面の受容体の数を減少させるのだ。

たとえていえば、細胞が扉をいくつか閉めて、インスリンがノックしても聞こえなくしてしまう状況である。こうして最終的には細胞がインスリンに対して鈍感化、すなわち「抵抗する」ようになる。

細胞がこのインスリン抵抗性を持つようになると、グルコースは血液の中に残ったままになる。すると、他の生物学的なプロセスにも見られるように、「安全装置」が作動する。

体は血液中にグルコースを放置しておけないため、すい臓にインスリンを分泌してグルコースをさっさととり除くよう命令し、すい臓はその命令にしたがう。

すい臓はグルコースを細胞に押し込むのに必要な分だけ、いくらでもインスリンを分泌する。だが、もっとインスリンが必要になる。細胞がインスリンに反応しなくなっているからだ。

この悪循環が起こると、二型糖尿病の発症だ。

定義上、糖尿病患者は、体がグルコースを細胞に運べなくなったために血糖値が高くなった人である。

そして、血液中に残った糖は、ガラスの破片のように作用し、多くの危害をもたらす。糖尿病は、若い年齢での死亡や虚血性心疾患、脳梗塞、腎臓病、失明、神経障害などを引き起こすおもな原因となる。また、長年治療しなければ、アルツハイマー病の最大要因になることもつけ加えたい。

二型糖尿病の人の大半は太りすぎだが、標準体重の人、やせ型の人も血糖値が慢性的に乱れたまま普通に生活していることがある。

糖尿病への道、そしてその先にある脳疾患は、体重に関係なく、バランスの乱れから始まる。ここでもまた、体内に炎症がはびこっているのだ。

高血糖は脳に直接の悪影響をおよぼし、炎症を増やす。

血糖が上昇すると、神経伝達物質セロトニン、エピネフリン、ノルエピネフリン、GABA、ドーパミンがただちに減少する。ビタミンB複合体など、これらの神経伝達物質をつくるのに必要な材料もすぐに使い果たされてしまう。

高血糖はマグネシウムの濃度も下げ、神経系と肝臓の機能も弱める。

さらに重要なことは、高血糖が「糖化」という反応を引き起こすことだ。これは2章でくわしく述べたとおりである。

簡単にもう一度説明すると、糖化は生物学的プロセスで、糖分子がタンパク質や特定の脂肪と結合し、「ＡＧＥｓ」と呼ばれる組織を形成する。

これが脳機能低下の一番の原因になる。このプロセスだけでも、脳細胞の萎縮につながることもある。

研究者たちは、インスリン耐性は、アルツハイマー病患者の脳にある悪名高い「老人斑」を形成するといっている。糖尿病患者がアルツハイマー病を発症するリスクは二倍以上であることと、肥満は脳の機能不全にとって深刻なリスクであることを思い出していただきたい。

はっきり述べておくが、糖尿病がアルツハイマー病を直接引き起こすのではない。

だが、この二つは同じ原因から発症している。糖尿病もアルツハイマー病も、食べ物が体を襲撃しているようなもので、体がそれに対処しようとして機能不全が生じ、最後には病気になるのだ。

糖尿病はもちろんのこと、それにも満たない若干の高血糖であっても、脳の萎縮やアルツハイマー病のリスクを高めることにつながる。過去十年間の二型糖尿病と、肥満、アルツハイマー病の患者数の増加は、明らかに関係していることがわかる。

しかし、そもそも糖尿病の原因は何か。

炭水化物の過剰摂取が糖尿病と関係があることを示すデータには、ほぼ議論の余地はない。一九九四年にアメリカ糖尿病学会が、アメリカ国民に炭水化物からのカロリー摂取を六〇～七〇％にするよう推奨したときから、糖尿病患者（と肥満）が増え始めた。一九九七年から二〇〇七年のあいだに、アメリカの糖尿病患者数が二倍になり、一九八〇年から二〇一一年にかけて、患者数は三倍を超えた。

二〇一四年にアメリカ疾病管理予防センターは、アメリカ人の二千九百万人超、すなわち十一人に一人は糖尿病患者で、そのうち二八％近くが、自分が糖尿病であることを知らない（診断を受けていない）と推計している。[19][20]

糖尿病予備軍（自分の血糖のバランスが乱れ始めていることを知らない）の人数は、同じく急上昇しているといっていいだろう。

## 「食欲を我慢できないから太る」の嘘

脳の機能を維持してアルツハイマー病を予防するには、あくまでも血糖値のコントロールが最優先だ。

そして血糖値を左右するのは、食生活における糖質や炭水化物の摂取量だけではない。腸内細菌のバランスも重要なのだ。

最近の新しい研究によれば、特定の腸内細菌が、実際に体の血糖値コントロールを助けていることがわかった。

二〇一四年にハーバード大学で開かれた、マイクロバイオームに関するシンポジウムに出席したとき、アムステルダム大学のM・ニュードルプ博士の発表に私は腰を抜かした。

肥満と二型糖尿病の研究で信じられないような実験を行なったのだ[21]。

博士は糞便微生物移植（2章参照）を二百五十人超に行なって、二型糖尿病に見られる血糖の乱れを改善することに成功したというのだ。博士はこの方法を、インスリン感受性の改善にも用いた。

この研究の成功は、これまでの医学の常識では考えられないことだ。糖尿病の治療法やインスリン感受性の大きな改善法は、今まで存在しなかったのだ。

ニュードルプ博士は発表会場の注目を一身に浴び、文字どおり会場を静まり返らせた。

実験の管理も実に適切だった。健康でやせ型の、糖尿病患者ではない人の糞便を、糖尿病患者に移植したのだ。健康体の人には自分のマイクロバイオームを結腸に戻し、「実験されている」かどうかわからないようにした。

日々、糖尿病患者の先の長い戦いを見守っている私たち医者にとって、博士の実験結果は希望の光だといえる。

一方で、現代の西洋型の食事は、炭水化物と精製糖、精製油が多く含まれ、それが肥満のもとだというのが一般的な認識だ。

また、体重の重い人は怠惰で、摂取する量に比べてカロリーを十分に使っていないとふつうは考える。人が太るのは、本人の管理能力の問題だとされる。食べれば太るとわかり切ったものを、我慢できずに食べているように見えるからだ。

だが、もし太りすぎが本人の意思や遺伝子とはまったく関係なく、腸内フローラが原因だとしたらどうだろう?

肥満になるのは、腸内細菌たちの病気や機能不全のせいだとしたら?

脂肪の蓄え方の変化、血中のグルコース値のバランスへの作用、代謝に関係する遺伝子発現への影響、空腹や満腹を感じるホルモンに対する反応への効果など、腸内細菌はさまざまな舞台で指揮を執っている。

やせ型の人の腸内フローラは、多様な生き物に満ちたいわば熱帯雨林に似ており、肥満の人々の腸内フローラは多様性という面でかなり劣るというのが定説になっている。

以前は、消費するカロリーより摂取するカロリーが過剰になれば太る、という単に算数の問題としてとらえられていた。

しかし、新しい研究結果から、腸内フローラがエネルギー消費量において根本的な役割を演じ、それがカロリーの摂取と消費に影響することがわかっている。

やせ型の人と太った人の腸内細菌の違いと、肥満との関係を調べるには、この他、どのような研究が行なわれたのか、ワシントン大学（セントルイス）のジェフリー・ゴードンの研究をくわしく見てみよう。[22]

ゴードンらは「ヒト化」したマウスを使って、画期的な実験を行なった。『サイエンス』に掲載されている報告だ。[23]

肥満の女性から採取した腸内細菌と、その双子の姉妹であるやせ型の女性から採取した腸内細菌を、それぞれマウスに移植し、同じエサを同量与えた。するとすぐに、両方のグループのマウスの体重に差が見られた。

肥満の女性から採取した腸内細菌を移植したマウスは、やせ型の女性から採取した腸内細菌を移植したマウスに比べて、太った上に、腸内細菌の多様性も大きく減少した。

ゴードンのチームは同じ実験をくり返し、今度は両方のマウスを同じケージに入れた。前回の実験では行なわなかったことだ。

これにより、肥満女性から採取した腸内細菌を持つマウスはやせ型のマウスの腸内細菌の一部をもらうことができた。これはおもに、太ったマウスがやせ型のマウスの糞便を食べるからで、よくあるマウスの行動だ。

その結果は？　両方のマウスはやせ型の体形を保った。

ゴードンらはこの実験をさらに進め、やせ型のマウスから採取した五十四種類の腸内細菌を、太る型の腸内細菌を持つマウスに移植したところ、太るはずのマウスが健康的な体重になったのだ。ゴードンの言葉を引用する。

「これらの実験をあわせて考えると、因果関係が見られることと、肥満の進行を防ぐことが可能であることについて、反論しがたい証拠が得られた[24]」

この意味をどうとらえるのか？

肥満のマウスの腸内細菌には、正常な代謝と健康な体重を維持する重要な細菌が欠如しているのではないかと考えられる。

ゴードンの結果をはじめ、さまざまな研究では、欠如した細菌の役割について新しいデータが示されている。

欠如した細菌とは、たとえば空腹をコントロールするヘリコバクター・ピロリ（ピロリ菌）である。食欲を刺激する主要なホルモンであるグレリンのレベルに影響して、食欲をコントロールするのだ。

ピロリ菌は過去五万八千年以上にわたって人間と体内で共生関係を築いてきたが、現在、西洋人の消化器官にはそれほど多く存在しない。

衛生的な生活環境と、抗生物質の乱用がその理由である。

ゴードンらは食生活の質と、腸内細菌の質および多様性と、肥満のリスクとを関係づけた研究者の先駆けだ。

ゴードンはマウスに「西洋型の食事」を与えた。繊維質、果物、野菜が少なく、脂肪分が多い食事である。

太る型の腸内細菌を持つマウスはやせ型のマウスと接触しても太った。言い換えれば、不健康な食生活は、「やせる」細菌が入ってきて有益に作用するのを妨げるのだ。

この研究結果はさらに、腸内細菌の構成をコントロールし、ひいては体重をコントロールする力は、食生活がカギをにぎっていると示唆（しさ）する。

さらなる実験、とくに人体を使っての実験が必要ではあるものの、ゴードンの研究は医学界の注目を集め、今後の追究の原動力になっている。

また、二〇一三年にはマサチューセッツ工科大学とギリシャのテッサロニキ・アリストテレス大学の研究者チームが、ある証拠を提示した。プロバイオティクスの入ったヨーグルトはなぜやせる効果が高いのかを調査したのだ[25]。

マウスに多様なエサを与える研究だったが、使用したのは平均的なマウスではなく、肥満遺伝子を持つマウスだった。不健康な脂質と糖質が多く、繊維質とビタミンBとDが少ない「ファストフード型」のエサを食べたマウスは急速に太ってしまった。

ファストフード型のエサを食べ始めてほんの二〜三週間で腸内フローラも変化した。その反対に、店頭で売られているプロバイオティクス入りのヨーグルトを週に三食与えられたマウスは、やせたままだった。

だが、注目すべき点はここだ。ヨーグルトを食べていたマウスは、ファストフード型の食事も好きなだけ食べていたのだ！　この結果を伝える見出しがすべてを物語っている。「西洋型のファストフード型食生活が、マウスの腸内フローラを再編成し、加齢による肥満に拍車をかけた」、そして、「プロバイオティクス入りのヨーグルトを食事に加えると肥満を防ぐ」というものだ。

もちろん、プロバイオティクスを摂取するだけで、他は何を食べてもいいという印象を与えたくはないが、この研究は大きな意味がある。

## 食べても食べても満腹感がしない

腸内フローラにとってもっとも油断のならない悪役の一つは、加工された「果糖」である。簡単に触れておこう。

典型的なアメリカ人は一日一三二カロリーから三一二カロリーを異性化糖（高フルクトースコーンシロップ）から摂取している[26]（肥満の発症率と並行して、異性化糖の消費量が着実に増えていることもつけ加えておく）。

果糖は肥満に拍車をかけ、いわゆる西洋型の腸内フローラ――多様性に欠け、肥満細胞の栄養になる種類の細菌が多すぎる――をつくる最大の要因の一つになっていると考えられている。

なぜ果糖がとくに悪者なのだろうか？

果糖は病原性の腸内細菌のエサになるばかりか、それによって健康な腸内細菌のバランスが崩れる。

そしてインスリンの生成を刺激せずに、ただちに肝臓で処理され、それが、食欲抑制に関係するもう一つの重要なホルモンである、レプチンの生成を低下させてしまうのだ。つまり、満腹感を覚えないため、食べ続けてしまうのだ。

満腹感を覚えないという問題点は、人工甘味料にも見られる。

たとえば、サッカリンやスクラロース、アスパルテームのような砂糖の代替品は、インスリンを上昇させないため、代謝には影響がないと考えられていたが、実際は代謝機能を大きく狂わせることがわかった（そして本物の砂糖と同じように、代謝障害を引き起こす）。

なぜそうなるのか？

腸内フローラのバランス失調や血糖のバランスの乱れを招き、全体的に不健康な新陳代謝を起こしやすいようになってしまうのだ。

食品や飲料品業界にとって頭の痛い最新の研究結果が、二〇一四年の『ネイチャー』に掲載された[27]。

この研究の詳細は6章で述べるが、腸内細菌が血糖のコントロールを助けて、体重や疾患のリスクもコントロールすることを証明したのだ。

前述のとおり、腸内細菌は、種類の比率が重要である。

いくつかの研究結果でも、カロリーの吸収を高めるフィルミクテス門の数が減少すると、糖尿病などの代謝障害のリスクも減少する。

一方で、バクテロイデス門が少ないと、腸の透過性が増し、さまざまなリスクが上昇する。免疫系の乱れ、炎症、そしてその先の、うつ病からアルツハイマー病までの脳に関連した障害や疾患などだ。

## 運動すれば腸は健康になる?

運動によって、腸内細菌の適切なバランスがとれることもつけ加えておきたい。

運動が体にいいことは周知の事実だが、その効果は今までいわれてきたようなカロリーを消費して、ダイエットや体重の維持に役立つだけではない。

新しい研究によると、運動は腸内細菌のバランスを改善して体重の増加を防ぐ。研究室でのマウスを使った実験では、十分な運動はフィルミクテス門の減少とバクテロイデス門の増加に関係することがわかった。

つまり、運動をすることで、フィルミクテス門のバクテロイデス門に対する比率を効果的に下げられるのだ。

この研究には、さらに人体での実験が必要であるが、これが事実であると裏づける証拠がすでに出始めている。[28]

二〇一四年にアイルランドのユニバーシティ・カレッジ・コークの研究者たちが、プロのラグビー選手四十人と、スポーツ選手ではないが健康な標準体重の人、そして太りぎみの人、という三つのグループから採取した血液と糞便のサンプルで、腸内フローラの多様性を比較した（血液検査で筋肉の損傷と炎症の状態を調べ、最近どの程度の運動をしたかを調査した）。

当然ながら、概してスポーツ選手は研究に参加した男性の中で、腸内フローラがもっとも多様だった。

『ガット』に掲載された論文によると、研究者たちはこの結果を、スポーツ選手たちの激しい運動と、タンパク質が豊富な食生活に起因するものだと結論づけた（スポーツ選手はタンパク質摂取量が摂取カロリーの二二％、非スポーツ選手は一五～一六％）。

研究結果からは、腸内フローラの多様性を決めるものが運動かタンパク質か、あるいはその両方かは結論づけられず、今後の研究課題になった。

しかし、ここで別の重要な発見があった。それは、スポーツ選手たちの腸内フローラに、肥満や肥満に由来する疾患の発症率低下にかかわる種類の細菌が見られたことだ。

## 子どもに抗生物質を多用すると、その後……

生まれたばかりの時期に、多様な腸内細菌に接触しなかった赤ん坊が、健康な腸内フローラを発達させた赤ん坊よりも、将来的に肥満や糖尿病、神経疾患などの高いリスクを背負って生きていくという事実は、もはや不思議ではない。

前述したように、リスクを負った赤ん坊たちは、概して帝王切開で生まれ、大半が人工栄養を与えられ、慢性的な感染症を発症して抗生物質を処方されている場合が多い。

とくにカナダの研究結果によると、母乳で育つ乳児が固形食に切り替わるまで保有することがない種類の腸内細菌を、人工栄養で育つ乳児は、授乳時期にすでに持っていることがわかった[29]。

これらは必ずしも病原性ではないが、腸と免疫系が未熟である幼い時期に接触するのは望ましくないものもある。

これが人工栄養で育った子どもたちがぜん息やアレルギー、湿疹、セリアック病といった自己免疫疾患や肥満になりやすい一つの理由だろうと、研究者たちは口をそろえる。

とはいえ、母乳を与えることができない人もいるだろうし、早期に授乳をやめることを選ぶ人、やめざるをえない人もいるだろう。

それは自分の子どもを殺そうとしているということなのか？　まったくそうではない。人工栄養で育った子どもより、母乳で育った子どものほうがマイクロバイオームの多様性に富み、さまざまな病気のリスクを低減させるとわかってはいるが、たとえ母乳が与えられなくても子どもを健康に育てることはできる。

今からでも基本的なライフスタイルを変えていけばいいので、安心してもらいたい。

まず、子どもに対する抗生物質の乱用についてだ。

抗生物質の使用とそれによる腸内細菌のバランスの変化が、肥満につながっている証拠はかなりある。ニューヨーク大学のマイクロバイオーム・プロジェクトのマーティン・ブレイザー博士は、子どものマウスに抗生物質を少量投与すると（家畜に投与する場合と同等量）、投与していないマウスと比較して体脂肪が一五％も増した[30]。

この事実を踏まえ、次の事実を見ておきたい。

アメリカの標準的な子どもは、生後一年間で三種類の抗生物質を投与されている。これは、二〇一四年のハーバード大学のプロバイオティクスのシンポジウムで、ブレイザー博士が明らかにしたことだ。

ニューヨーク大学のマリア・グロリア・ドミンゲス＝ベロ博士（ブレイザー博士の妻でもある）の話はとても説得力がある。

「抗生物質は森の中の火のようなものです。赤ん坊は森をつくろうとしています。もし新しい森に火がついたら、消そうとするでしょう[31]」

また、ブレイザー博士の研究室でマウスに高脂肪のエサと抗生物質を与えたところ、マウスが肥満になり、悪い意味での相乗効果があることを示した[32]。

ブレイザー博士は興味深いことを発見した。抗生物質の使用はアメリカ国内でもさまざまで、地図と照らし合わせると一定のパターンが見えてきた。

肥満率が高い州で抗生物質の使用率が高いのだ。アメリカ南部はもっとも肥満率が高く、抗生物質を過剰に処方する地域である。

本章で紹介した最新のデータはどれも驚くべきものだが、これから体内のマイクロバイオームは自分自身で変えていけるし、また大事に育てていくべきであることがおわかりいただけただろうか。

# 5章

# 自閉症も腸に左右されているのか

## なぜ、こんなに罹患率が増えたのか

私はほぼ毎日、自閉症の患者とかかわっている。

何が真の原因なのか？　なぜこれほど自閉症と診断される子どもが多いのか？　はたして治るのだろうか？　確実な予防法は？　なぜ症状の度合いがこれほど幅広いのか？

自閉症が発見されてから六十年近く経つが、患者数は増え続けている。国連の統計によると、「自閉症スペクトラム障害（ＡＳＤ）」の患者数は世界中で七千万人、そのうち三千万人がアメリカ人だ[1]。

まず先に明確にしておくが、「自閉症スペクトラム障害」に属するさまざまな程度の障害を、本書では総合的に「自閉症」という。

念のため、自閉症スペクトラム障害（ＡＳＤ）と自閉症は、どちらも複雑な脳の発達障害に属する各疾患をまとめた名称である。

アスペルガー症候群や自閉性障害などをはじめ、それぞれの障害は個別のものとして認知されていたが、二〇一三年に自閉症の各障害は、すべて自閉症スペクトラム障害（ＡＳＤ）

の一つとして統合された。

これらの障害には、共通する特徴が三つある。「社会的な交流が困難」「言語・行動による意思疎通が苦手」「行動の反復」である。

アメリカ疾病管理予防センターによると、自閉症の子どもや大人には次のような行動が見られる。[2]

・ものを指差して興味を示さない（頭上を飛んでいる飛行機を指差さないなど）
・他の人がものを指差しても、それを見ない
・他の人との交流が困難、または他の人に興味を示さない
・人と目を合わせることを避け、一人でいることを好む
・他人の気持ちを理解できない、または自分の気持ちを表現できない
・体に触れられることを好まない、または自分が相手に触れたいときだけそうする
・話しかけられても応答しないが、音には反応する
・相手に話しかける、一緒に遊ぶ、交流するなどの方法がわからない
・いわれた言葉やフレーズをくり返す、まねる
・欲求を言葉や動作で表現することが困難

・「ふり」をする〝ごっこ〟遊びをしない（人形に「食べさせる」ふりをするなど）
・同じ行動を何度もくり返す
・いつも決まっていることが変わるのが受け入れられない
・ものの匂い、味、見た目、感触、音に対して普通ではない反応をする
・できていたことができなくなる（以前使っていた言葉を使わなくなるなど）

これらの特徴の中でも、症状が軽く、周囲の人との関係はぎごちないが、数学や芸術の分野では非常に優秀な人、運動機能がうまくはたらかない人、知的障害のある人、不眠症、慢性の下痢や便秘などの深刻な健康問題を抱える人などがいる。

自閉症の兆候や症状は、二〜三歳のあいだに表われることが多いが、生後一歳までに医師が気づく場合もある。

アメリカ人の子どもの六十八人に一人は自閉症スペクトラム障害だ。

過去四十年間で十倍に増えた結果だが、自閉症が広く認知され、そう診断される人が多くなったことだけを理由にするには、あまりに大きな数字といえる。

男子の四十二人に一人、女子の百八十九人に一人が自閉症であり、男子は女子よりも四〜五倍も自閉症患者が多い。これを流行病だと呼ぶのは私だけではないだろう。179ページのグ

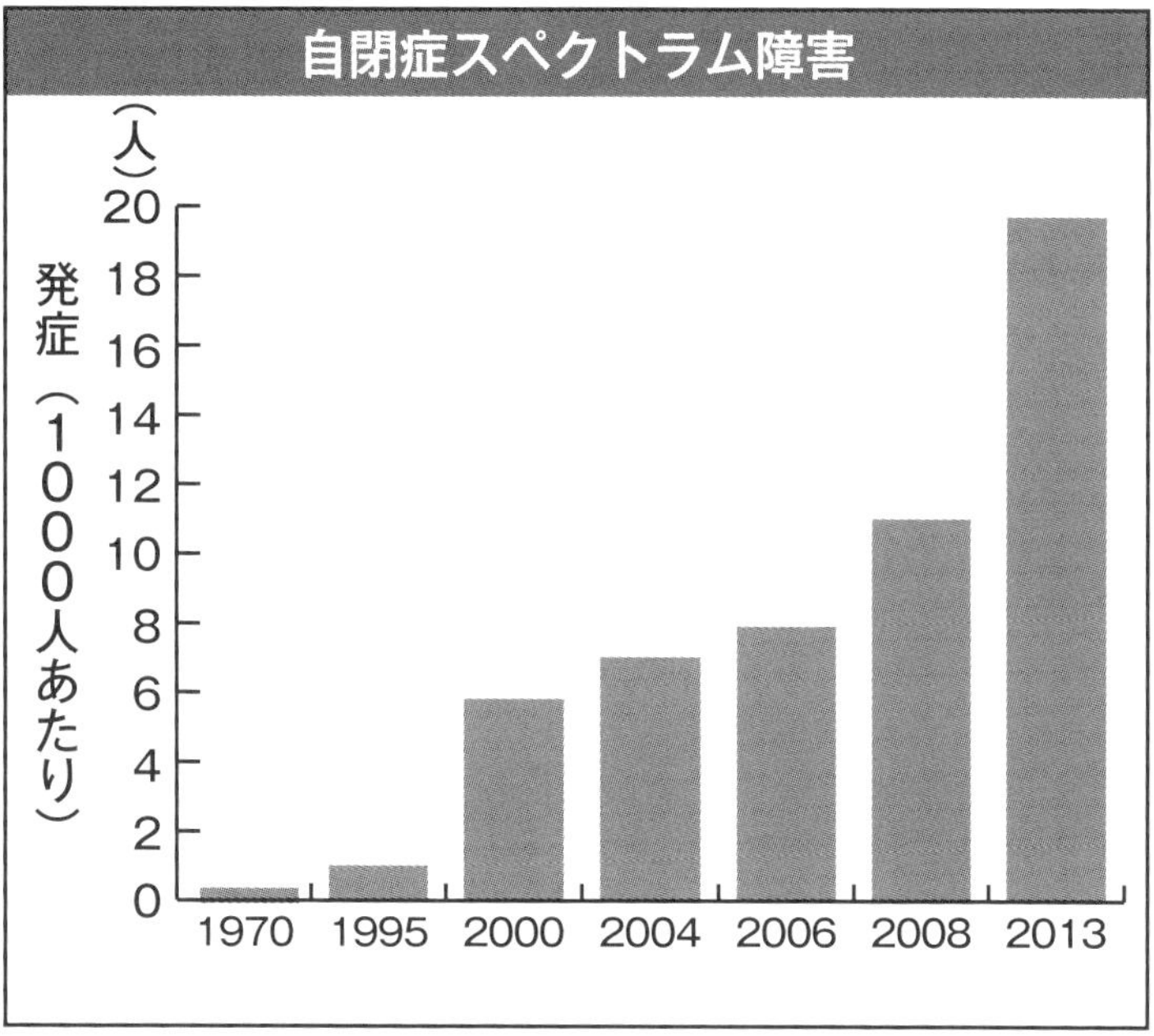

自閉症スペクトラム障害
（人）
発症（1000人あたり）
20
18
16
14
12
10
8
6
4
2
0
1970
1995
2000
2004
2006
2008
2013

ラフで一九七〇年から二〇一三年にかけてどれほど増加したか見ていただきたい[3]。

数年前の私なら、自閉症の問題はあつかっていなかっただろう。

当時は自閉症の原因がまったくわからない時代であり、ワクチンと自閉症の関係が活発に議論されていた[4]。

腸内細菌を調べるより、責任をすべてワクチンに押しつけるほうが楽だったのだ。

しかし現在、状況は大きく変わった。トップレベルの研究所が本格的に研究を進め、腸内細菌と自閉症の関係を解き明かそうとしている。

前述のとおり、腸と脳とは無関係だと長いあいだ考えられていたが、今では腸内の健康と機能、とくに腸内細菌が脳の発達に関係していることが明らかになってきている。

腸内細菌が、自閉症といった脳疾患の発症と進行の原因になっている可能性があることも、ついにわかってきたのだ[5]。

ここに誰もが納得できる証拠がある。

自閉症の子どもたちは腸内細菌の構成に特定のパターンがあるが、そのパターンは自閉症でない子どもには存在しないのだ[6]。

さらに自閉症の人はほぼ一様に、胃腸に問題を抱えているという事実もある。

その上、自閉症患者に見られるある特定の腸内細菌は、免疫系と脳に悪影響をおよぼす物質をつくり、免疫系を乱して炎症を起こす。

脳が急速に発達中である若い人の場合、炎症の発生に加えてこうした細菌との接触は、脳障害の一因になる可能性が高い。

この分野の最前線にいる研究者たちは、腸内細菌、その二次生産物、自閉症のリスクの三者の関係を研究している。また、免疫系と神経系の役割にも目を向けている。この二つはすべての神経性疾患の発症に大きなはたらきをするからだ。

自閉症には決まった一つのタイプがないように、原因も一つではない。

たとえば、自閉症に関係する珍しい遺伝子の変化（突然変異）が発見されている。

実際に、私が本書を執筆しているあいだにも、二つの研究によって百を超える遺伝子が自閉症に関係すると証明された。[7][8] こういった突然変異が脳の神経網を乱すと考えられる。

しかし、こういった突然変異は、すべてが両親から遺伝したものではない。多くは妊娠直前の卵子や精子の中で自然に起こると考えられる。

小さな突然変異が起きるだけでも、十分、自閉症を発症するだろうが、大半の自閉症は、自閉症リスク遺伝子と、脳の初期の発達に影響する環境因子とによる、複合的なものと考えられる。

そして、私が医師としての現場で見てきたことと、最新の研究結果をあわせて考えると、環境が与える影響は遺伝子の影響よりもかなり大きい。

腸内細菌の変化は、健康的な免疫系と神経に影響して、多発性硬化症や認知症のリスクを高めるように、発達過程の子どもが自閉症になる確率を高くしていると考えられる。

事実、自閉症の子どもたちのほとんどが、命が発生した初期にダメージを一つか二つは受けている。そのせいか、健康雑誌でこうした見出しを目にするかもしれない。

「妊娠中の○○薬の服用が自閉症のリスクを上昇させる」

「未熟児は自閉症の発症リスクを高める」

「妊婦がわずらう炎症が子どもの自閉症と関係する」などといったことだ。

こうしたダメージは、子どもの発達中の免疫系と脳に影響を与えるばかりか、出産時に細菌の洗礼を受けそこねることで、複数の感染症を引き起こし、それに対して抗生物質を使用し……と、マイクロバイオームの成長に連鎖的な悪影響をおよぼす。

こうした影響は子宮内で始まるため、自閉症の「スイッチ」がいつ押されたか正確に判断するのは、非常にむずかしい。

自閉症と診断されるまでにも、子どもの体の中では障害を発症する多くのきっかけが常に存在するので、発症がそれらの結果であることは明らかだ。

自閉症の遺伝的なリスク因子を持っていても、発現する機会を与えられないため、結局、発症しない人が多いという可能性があったとしても、私は驚かない。

言い換えれば、環境が自閉症の遺伝子を沈黙させている可能性があるのだ。

多くの病気にも同じことがいえる。

肥満、心臓疾患、認知症のリスクの高い遺伝子を持っていても、症状が出ないかもしれない。遺伝子が環境に応じて休眠しているからである。

自閉症と腸内細菌を結ぶ科学は、明らかに急速に進化している。

現在浮かび上がっているヒントは、まもなく証明され、多くの自閉症患者が有益な治療を受けられるようになると、私は確信している（自閉症研究の最新情報は、私のホームページでもご覧いただける。www.DrPerlmutter.com）。

## 12歳のＪくんの「奇跡の回復」

私の患者、Ｊくんに見られた事例をくわしくお話ししたい。

極端な症例に思えるかもしれないが、患者を診察する中で、日常的にこうした事例を見かけるようになった。

同じ治療法を、友人の医師たちも患者にすすめているのだが、その治療法をここで紹介していく。現にこの治療法は、目覚ましい効果をあげている。

十二歳のＪくんは、母親に連れられて私の診療所にやってきた。

自閉症スペクトラム障害と診断されていたが、私はまず、それまでの生活すべてを尋ねてみた。

Ｊくんは自然分娩で生まれたが、母親は膀胱(ぼうこう)感染症のため、妊娠末期に毎日、抗生物質を服用していた。

生後まもなく耳感染症のため複数の抗生物質を服用した。母親は、Ｊくんは生後一年間、

「よく」抗生物質をとっていたという。疝痛（せんつう）がひどく、生後一カ月は常に泣いていた。慢性的な耳感染症のせいで、やがて耳にはイヤーチューブが装着され、この手術は二度行なわれた。

二歳のとき、慢性的な下痢からセリアック病の疑いが浮上したが、きちんと確認されなかった。四歳になるころには、レンサ球菌咽頭（いんとう）炎を含む、さまざまな感染症で複数の抗生物質を服用していた。

Jくんが一歳一カ月のころ、両親は発達障害を疑い始めた。言葉を話し始めるのが非常に遅く、三歳のとき、身ぶりで意思は伝えられたものの、単語程度しか話せなかった。

両親は何年にもわたって複数の医師を訪ね、脳波モニタ、脳のMRIスキャン、さまざまな血液検査も行なったが、どれも原因解明には至らなかった。

Jくんは電気のスイッチをつけたり消したりなどの行動に執着し、同じ手の動きをくり返していた。社会性に欠け、他の人と交流するのが苦手だった。すぐ不安になり、落ち着かなくなると母親はいう。

彼のこれまでの医療記録を見ると、長年にわたって複数の医師の診察を受けていることと、抗生物質が必要な、のどや耳の感染症だけでなく、腸にも問題があることがわかった。たとえば、通院の理由に「腹痛」と何度も書かれている。

Ｊくんを診察すると、神経の連携やバランスはよく、歩いたり走ったりするのは正常だった。しかし検査中、不安そうな様子を見せ、何度も強く両手をにぎっていた。

短い時間でもじっと座っていることはできず、診察している私と目を合わせ続けられず、文章をつないで話すこともできなかった。

その後、母親に診察結果と、アドバイスを伝えた。

まず、Ｊくんが自閉症であること。何から始めればいいかということ。

じっくり時間をかけて、妊娠中と出生後にＪくんが抗生物質との接触から受けた影響を説明し、また、炎症や脳機能のコントロールに腸内細菌がどんなはたらきをするのか、最新の研究で、腸内細菌と自閉症の関係が解明されていることについても話をした。

母親には、自閉症が遺伝的な因子と環境因子の複合的な結果であると理解してもらい、Ｊくんの脳の機能に影響を与える可能性があることは、なんでも試してみることが大事だと強調した。

もちろんＪくんの腸内フローラの状態も考慮に入れた。

腸の健康状態を見るために便の分析を行なった際、ラクトバシラス属（乳酸桿菌）がまったくいないことがわかった。それだけ腸内環境が重症であるということだ。

Ｊくんの母親と次に面談したのは三週間後。この時点で経口のプロバイオティクスとビタミンＤの服用をすでに開始していた。

母親から、いい報告があった。Ｊくんの不安感が激減し、初めて自分で靴ひもを結べたというのだ。驚いたことにジェットコースターに乗ることもできるようになり、これも初めてだそうだが、自宅以外で一晩過ごすことができたという。

五週間後、母親は、Ｊくんの状態はよくなってきているが、もっと改善したいので「糞便微生物移植（ＦＭＴ）」を試してみたいという。母親はこの治療法を自分で勉強し、すでによく理解していた。

２章で少し触れたＦＭＴについては、エピローグでくわしく述べるが、重症の腸内フローラをリセットして再構築するもっとも積極的な療法である。

その名前からあまりいい想像がわかないだろうが、肝臓や腎臓を移植するのと同様に、健康な人の腸内フローラを移植し、細菌のバランスと多様性を再構築する、画期的な方法なのである（ちなみに、私自身はＦＭＴを行なわず、この治療を受けられる病院を紹介している。実施前には患者と提供者の慎重な調査と、経験豊富な医師が必要だ。詳細はエピローグに後述する）。

Ｊくんの母親は、友人の健康な若い女性の糞便を使って、ＦＭＴに挑戦した。

次にこの家族から連絡が来たのはそれから一カ月後。

私がドイツで講義を行なっているときに、携帯電話に動画が送られてきた。短い動画だが私は息をのみ、思わず感極まった。

画像の中のJくんは活発で、幸せそうにトランポリンの上で飛び跳ねながら、以前の様子からは信じられないほど母親との会話に集中していた。

私は帰国後すぐに、Jくんの母親と電話で話した。

「息子は以前よりずっとよく話すようになりました。会話も成立しますし、今は自分で会話を進められるようにもなりました。

自分自身の手をギュッとにぎることも、独り言をいうこともなくなりました。とても落ち着いていて、まわりとのコミュニケーションもよくとっています。

先日、私が美容院で髪をセットしてもらっているあいだ、四十分もじっといすに座って、私に話しかけてくれていました。こんな様子は以前には見たこともありません！

物を片づけなさいとか、部屋に掃除機をかけなさいとか、家の中であれこれ指図する必要もなくなりました。

学校の先生からも、Jは授業に参加して、よく発言するようになったと連絡をもらいました。初めて教会で賛美歌も歌えましたし、本当にうれしいです。ほぼ何でも食べるし、今は新しいものも積極的に口に入れるようになりました。息子を助けてくださって、本当にありがとうございました」

誤解しないでいただきたいのは、ＦＭＴが、自閉症の人すべてを治す治療だとはいいきれないことだ。

だが、他の人にも効果があるかもしれないという希望のもと、治療法の一つとしてすすめたくはなる。

私の療法とＦＭＴの組み合わせにＪくんが応えてくれたことで、彼本人と家族の両方が救われた。

Ｊくんの母親と私は今、この新しい治療法を他の人たちにも知ってもらうために、もっと何かできないか、という思いを抱いている。

目を見張るほどの、Ｊくんの回復の様子を撮影した動画がある。

私のホームページに掲載しているので、ご興味がある方は、ぜひご覧いただきたい（www.DrPerlmutter.com/BrainMaker）。

## 自閉症の子どもが炭水化物や糖分を欲しがる理由

自閉症の特徴の一つとして、腸の状態があげられる。

腹痛、便秘、下痢、腹部の膨満感が、多くの自閉症の子どもたちの親から報告されているのだ。

二〇一二年に、アメリカ国立衛生研究所が自閉症の子どもたちを調べたところ、八五％に便秘が見られ、九二％に消化器官の不調が見られた[9]。

この研究のおもな目的は、次の疑問を解明することだった。

自閉症の子どもたちは本当に腸に問題があるのか、それとも親の思い込みなのか？

研究者たちの結論はこうだ。

「自閉症スペクトラム障害の子どもに消化器官の不全がある、という親たちの心配が正しいことを裏づけた」

さらに、便秘と言語障害には深いつながりがあることもわかっている。

現在、アメリカ疾病管理予防センターの推定では、自閉症の子どもは自閉症でない子ども

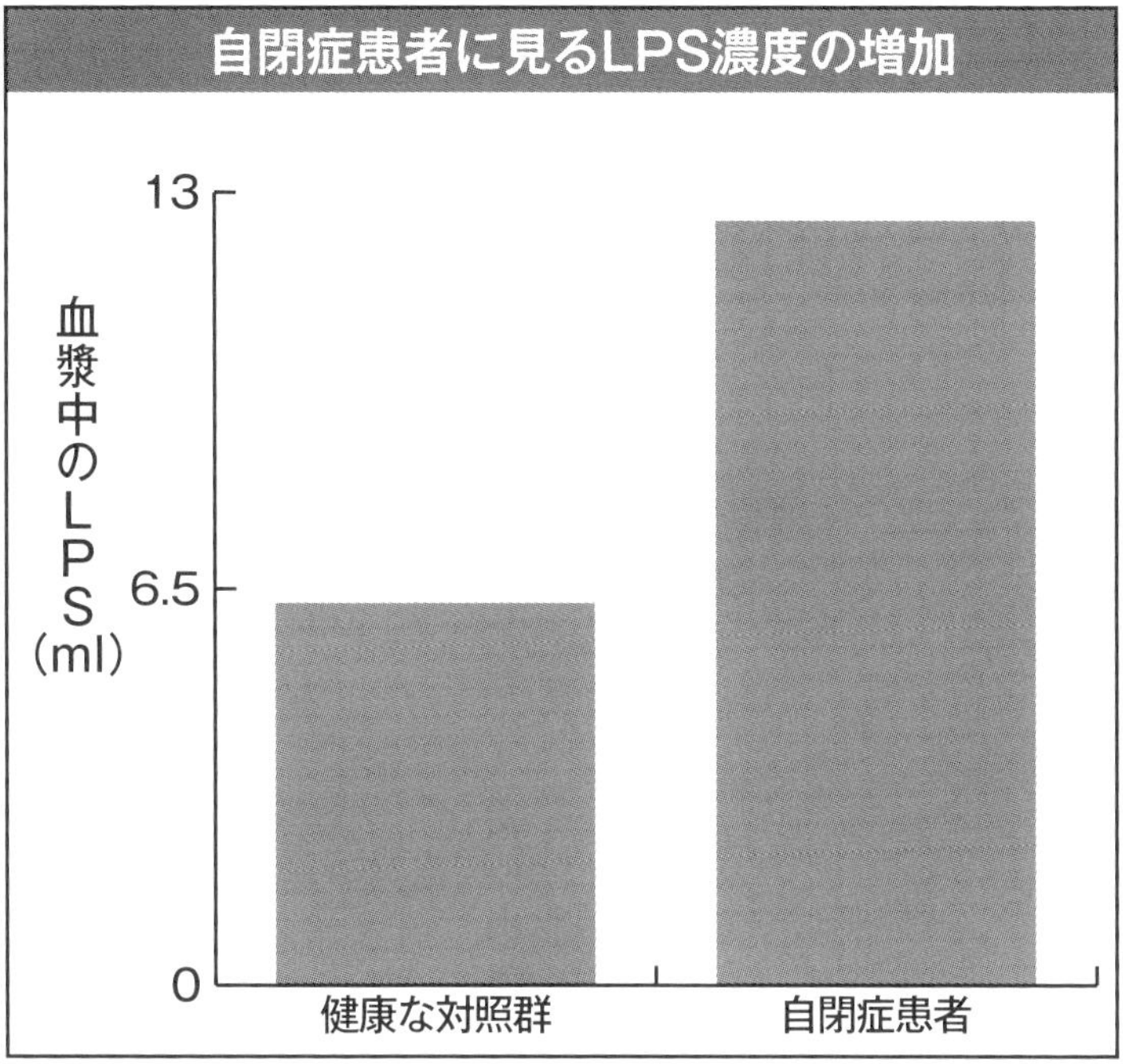

自閉症患者に見るLPS濃度の増加
13
6.5
0
血漿中のLPS（ml）
健康な対照群
自閉症患者

に比べて慢性的な下痢や便秘の症状が三・五倍も多い。この統計は見過ごせないだろう。

他の研究では、自閉症の人の多くには、また別のパターンがあるという。

「リーキーガット（腸管の漏れ）」である。[10] 2章で述べたように、リーキーガットが免疫反応と炎症を過剰に活発にし、それが脳に伝わる。

191ページをご覧いただきたい。二〇一〇年の研究によると、重度の自閉症の患者には、より高濃度のLPSのパターンが見られた。[11] 前述したが、通常の状態ではLPSは血流に侵入しないが、腸壁が弱くなると血流に入ってしまう。

こうした研究結果を受けて、私も含め、多くの専門家たちは、自閉症の子どもには腸壁に悪影響を与えない食事を推奨している（グルテンフリーの食事などだ）。

また、別の研究の結果、自閉症患者の九三％にリンパ組織の増加が見られた。[12]
免疫系の一部であるこのリンパ組織の多くは、消化器官や呼吸器官の内側をおおうものと同じだ。この異常が食道から大腸まで広がっているのが見られたのだ。
明らかに、自閉症の人の腸内ではさまざまなことが起きている。
最先端の研究では、自閉症の人の腸内環境は、自閉症でない人のそれとは著しく違っていることがわかっている。[13]

とくに、自閉症の人はクロストリジウム属菌を多く持つ傾向があり、他の腸内細菌のバランス効果を乱し、ビフィズス菌などの有益な微生物を減少させてしまう[14][15]。

クロストリジウム属菌が多いというのが、自閉症の子どもの多くが、炭水化物やとくに精製糖（これらの細菌のエサになる）を欲しがる理由であり、さらにクロストリジウム属菌を増殖させる悪循環をつくってしまう。

クロストリジウム属菌の中でもっとも有名なものは、前述したクロストリジウム・ディフィシル菌である。これが過剰に増殖すると致命的にもなる。

特定の抗生物質（おもにフルオロキノロンや硫黄系抗生物質、特定のセフェム系抗生物質など）が、こうした過剰な増殖の引き金になる。これらによって腸内細菌の全体的なバランスが乱されるからだ。

皮肉にもクロストリジウム・ディフィシル感染症の治療には別の抗生物質であるバンコマイシンがよく使用される。この薬は腸内細菌のバランスを変化させ、クロストリジウム・ディフィシル菌を死滅させるが、腸では吸収されない。

著名な研究では、自閉症の子どもたちの中には、経口のバンコマイシンにより、行動、認知、腸の症状が大きく改善しているケースがある[16][17]。

ここで疑問が生じる。クロストリジウム属菌の中には、自閉症の原因になりえるものがあるのか？

または、もしこれらの菌が自閉症の原因ではないとしても、自閉症のリスクを高め、発現をうながし、慢性化してしまった場合には症状を悪化させるのか？

これから解明しなければならないのは、腸内細菌の乱れは自閉症の原因ではなく結果なのかどうか、ということである。

どれも大切な疑問であるが、答えが何であれ、事実は変わらずシンプルだ。これまでの研究結果から、腸内フローラのよいバランスは、自閉症の多くの事例で症状を緩和している。

病原性のある細菌の異常増殖と自閉症の相関関係は、二〇〇〇年に『ジャーナル・オブ・チャイルド・ニューロロジー』で発表された論文にある。

リチャード・サンドラー博士たちが初めて提示した研究だ[18]。

サンドラー博士は自閉症と診断された十一人の子どもたちに、抗生物質による治療実験を行なった。シカゴの医療機関で行なわれたこの研究は、医学界に旋風を巻き起こした。

腸内細菌の乱れが自閉症の原因になる場合があること、そしてその乱れを治療すれば自閉症の症状が大きく改善されることの証拠を示したのだ。

論文の中でサンドラー博士たちは、アンディー・ボルトの事例を紹介した。ボルトの母親は、息子の自閉症と腸内の感染症との関係を疑っていた。

アンディーは一九九四年に自閉症と診断されるまで、生後十八カ月までは普通に成長し、耳感染症を抗生物質で治療した。医療文献を自力で調べていた母親は、この抗生物質によって息子の腸内の善玉菌が消滅し、悪玉菌がはびこってしまったのではないかと考えた。

一九九六年に彼女はついに自分の仮説を検証してくれる医師を見つけ、クロストリジウム・ディフィシル感染症の治療に使われるのと同じ抗生物質を使い、息子の腸内細菌のバランスを戻すことを試みた。

なんと息子の症状はすぐに改善した。この話はテレビのドキュメンタリー番組『自閉症の謎』という番組でとり上げられた。

他の研究でも類似した結果が得られている。

カリフォルニア大学ロサンゼルス校医学部のシドニー・ファインゴールド博士は、サンドラー博士の研究論文の共著書の一人であり、自閉症の子どもたち十人に小規模の実験を行なった。

このうち八人には、同じ薬物治療で行動とコミュニケーション力に改善が見られたが、治療が終了するとそれが逆戻りした[19]。

ファインゴールド博士が見出したのは、自閉症の子どもの便に見られるクロストリジウム属菌の数が、自閉症でない子ども（この研究で比較された対照者）の便と比べてかなり多いことだ[20]。

自閉症の子どもたちはクロストリジウム属菌を九種類持っており、それらは自閉症でない子どもたちには見られない種類だった。

クロストリジウム属菌の多さと自閉症との関係を理解するには、腸内での短鎖脂肪酸の役割を知る必要がある。

短鎖脂肪酸とは、私たちが食べた食物繊維を腸内細菌が分解するときにつくる代謝産物だ。腸内細菌がつくる主要な脂肪酸は三つ。酢酸、プロピオン酸、酪酸であり、排せつされるか結腸に吸収され、体の細胞のエネルギー源として使われる。

酪酸は結腸の内側をおおう細胞にとってもっとも重要な燃料であり、発がん抑制効果、抗炎症効果もある。

これらの脂肪酸の割合は腸内細菌の多様性や、食事のあり方に左右される。

つまり、異なる種類の細菌はそれぞれ異なる短鎖脂肪酸をつくり、クロストリジウム属菌はプロピオン酸（ＰＰＡ）を豊富につくる。

だが、このＰＰＡが血流に流れ込むのはいいことではない。

脳がＰＰＡに接触することは、特定の腸内細菌がつくる他の分子と同様、自閉症発症の重要なカギかもしれないのだ。


クロストリジウム属菌がつくり出すＰＰＡは脳にとって毒性があり、その影響はこの菌が腸内で異常発生することから始まる。

まず、ＰＰＡが腸壁の細胞をつないでいる結合を弱めることにより、腸の透過性を高める。

ＰＰＡは腸の反対側へ通り抜け、血流に入り、炎症を起こす。

また、細胞が次の細胞へと信号を送る経路を、使用不能にしてしまう。

ＰＰＡはミトコンドリアの機能も弱め、それが脳のエネルギーを使う能力を変える。

加えて、酸化ストレスも高めるため、タンパク質や細胞膜、重要な脂肪とＤＮＡさえも傷つける。

そして、たとえば抗酸化物質、神経伝達物質、オメガ３脂肪など、脳が正常に機能するのに必要な、さまざまな分子を浪費する。

だが、もっとも特筆すべきＰＰＡの影響は、自閉症発症の引き金になることだろう。

デリック・F・マクフェーブ博士はこの医療分野では非常に著名な研究者の一人だ。[21]

十年以上にわたってクロストリジウム属菌などの特定の腸内細菌が、脳の発達と機能にどう介入するのかを調べてきた。彼はこうした悪性の菌を、「自閉症の感染源」とまで呼ぶ。

博士の研究の中でいくつか重要な部分を紹介しよう。彼がこんな大胆な結論にいたった理由がおわかりいただけるはずだ。

ある研究では、妊娠中のラットと、その子どもたちに前述の脂肪酸ＰＰＡが豊富に入ったエサを与えた。[22]

子ラットたちが生後四週から七週になるまでには、その脳の発達に、人間の自閉症の子どもたちのような変化が見られた。

マクフェーブ博士はＰＰＡのより直接的な作用も記している。

ラットにＰＰＡを注入したところ、自閉症によく見られる症状をただちに発症したのだ。

ラットは反復的な行動や落ち着かない行動をし、円形にぐるぐる回転したり後ずさりしたりし、他のラットと交流しなくなった。しだいに不安げな様子も高まり、さらに「お気に入り」にこだわるようになった。

しかも驚くことに、この効果はＰＰＡ注入後二分以内に起こり、三十分程度持続し、その後は正常な行動に戻ったのだ。

マクフェーブ博士らはまた、ラットの脳内でさまざまな細胞に炎症の増加が見られたことを記している。こうした理由で博士は、「自閉症はＰＰＡ代謝が変わったことに関係する、後天性の疾患と考えられる」と私にいったのだ。

マクフェーブ博士らが行なった実験の映像が、私のホームページでご覧いただける。きっと驚かれると思う。

では、ＰＰＡの作用に抵抗して、ダメージを修復する方法はあるのだろうか？

マクフェーブ博士は、自閉症の人に欠けていることが多い分子を含む、サプリメントの摂取を提案する。

脳機能の健康に不可欠なアミノ酸であるＬ－カルニチン、オメガ３脂肪酸、そしてグルタチオンの生成を助けるＮ－アセチルシステイン（ＮＡＣ）などである。

自閉症の人はグルタチオンが欠けているということを示す証拠はたくさんある。グルタチオンは脳内の主要な酸化防止剤であり、酸化障害や炎症をコントロールするのを助ける。[23]

二〇一三年に『ジャーナル・オブ・ニューロインフラメーション』に掲載された研究によると、ＮＡＣを事前に投与されたラットは、ＰＰＡを注入されても脳内物質に自閉症の特徴である悪い変化を見せなかった。[24]

ＮＡＣが、炎症やＰＰＡとの接触で起こるＤＮＡへのダメージを防いだのだ。

この研究論文によれば、もし本当にＰＰＡが自閉症の中心的役割をになうのならば、ＮＡＣは「ＰＰＡの毒性に対して、有望な治療法候補になるだろう」という。

さらに別の研究を引用してこう続けている。

「自閉症の子どもたちのイライラや行動障害を治療するための、ＮＡＣの有効性が証明された」

二〇一二年には、スタンフォード大学医学部が独自の研究結果を報告した。ＮＡＣを補給することで、自閉症の子どもたちのイライラを抑え、反復行動を減少させたという。

過去五年間に実施された他の多くの研究でも、経口のＮＡＣとL-カルニチンを用いた治療により、明るい結果が得られた。ただし、さらなる検証が必要ではある。(25)

## 病のスイッチを押す「工作員」

自閉症が単にクロストリジウム属菌とＰＰＡの過剰によるということだけなら、撲滅するのは簡単だ。

だが、実際はそれよりはるかに複雑で、研究もまだ初期段階である。他にも数多くの「感染症の工作員」がかかわっているはずだ。

クロストリジウム属菌は、氾濫（はんらん）して血流に入り込めば脳に有毒な分子を過剰につくり出し、免疫系を刺激して神経系を乱すが、このはたらきをする細菌はクロストリジウム属菌だけではないだろう。

将来的には、クロストリジウム属菌と同じくらい脳の機能に有害で、自閉症などの障害の発症に関与する微生物が発見されるのではないかと私は考えている。

興味深いことに、自閉症の発症率はカンボジアなど一部の発展途上国では非常に低い。

これらの国は衛生状態も西洋諸国に比べて非常に悪いのだが、逆に、西洋諸国では清潔な衛生環境と食生活を通して微生物の多様性と数が失われている。

人口を基盤にした研究では、「バイオーム枯渇理論」という用語が生まれた。

これは、自閉症発症率が比較的高い都市において、細菌や寄生虫などが欠如していることを指す。

西洋の人々は免疫系が細菌と接触しないため、クロストリジウム属菌のような病原性の細菌を抑制できるほど強くてかしこい免疫系がつくれないのである。

そのため、西洋の子どもたちの免疫系は過剰に反応して炎症を起こしやすくなり、影響を受けやすい人には自閉症の症状が出てしまうのだ。

二〇一二年、カリフォルニア工科大学の細菌学者エレイン・シャオらは、ある研究を行なっていた[26]。

彼女らの研究は、妊娠中にインフルエンザを発症した女性から生まれる子どもが、自閉症になる確率は二倍に上るという検証をもとにしている。

シャオ博士の実験では、妊娠したメスのマウスに疑似ウイルスを注入し、自閉症に似た症状の子どもを生ませた。疑似ウイルスが作用して、生まれたマウスは自閉症マウスの典型的な症状を見せた。自分自身を過剰になめる、小石をケージ内に埋める、他のマウスと交流するのを拒絶するなどだ。また、腸透過性症状もあった。

シャオ博士の本来の目的は、操作したマウスの腸内細菌が、どのように行動に影響をおよぼすかを調べることだった。

マウスの血液を分析したところ、「自閉症マウス」に見られた分子は、腸内細菌によってつくられるＰＰＡなどで、これらの分子がなんと通常の四十六倍も多く見つかった。

シャオ博士はその後、マウスのエサにバクテロイデス・フラジリスを加えた。

この生菌は、マウスの腸内の不調を治療する効果が認められている。

すると、驚きの結果が得られた。

五週間後、「自閉症マウス」の透過する腸がふさがり、血液中の攻撃型分子の濃度が下がったのだ。行動も変わり、自閉症の症状も減った。不安な様子がおさまり、社交的になり、反復行動をやめた。

だが、シャオ博士にとって残念な結果だったのは、ケージ内に新しいマウスを入れても、治療したマウスがよそよそしいままだったことだ。ここが自閉症の複雑なところである。

## 相関関係がなさそうなもの同士の裏のつながり

自閉症などの疾患ですら、ミトコンドリアを考慮に入れれば、他の脳疾患と共通することが多い[27]。

自閉症、統合失調症、双極性障害、パーキンソン病、アルツハイマー病などの神経性疾患は、すべてミトコンドリアの機能不全に関係している[28]。

とくに、疾患の程度の差が大きい自閉症を理解するには、これは大事なヒントになる。

二〇一〇年に『米国医師会雑誌』に、ある研究結果が発表され、自閉症を解きほぐすパズルにもう一つの重要なピースが加わった[29]。

カリフォルニア大学デイビス校で行なわれた研究の結果、自閉症の子どもたちはふつうに成長した子どもたちより、細胞エネルギーをつくる能力が不足していることがわかり、自閉症とミトコンドリア機能障害の強い関係が示唆されたのだ。

それまでの研究でも、自閉症とミトコンドリア機能不全の関係が指摘されていたが、この研究は初めて実際につながりを証明し、さらなる研究のもとになっている。

カリフォルニア大学デイビス校の研究者チームは、二〜五歳の自閉症の子ども十人と、同じ年齢で似通った経歴の、自閉症でない十人の子どもを集め、全員の血液を採取して、リンパ球と呼ばれる免疫細胞の中のミトコンドリアの代謝経路を分析した。

結果がすべてを物語る。

自閉症の子どもたちから採取したミトコンドリアは、健康な子どもたちからとったミトコンドリアより、酸素の消費量がかなり少なかった。ミトコンドリアの活動が低いということだ。

言い換えれば、自閉症の子どもたちのミトコンドリアは、細胞のエネルギー需要に追いつかない。

ご想像いただけるように、脳は体の中でも極めてエネルギー消費が大きく、心臓の次にエネルギーが必要とされる。

このことから研究者たちは、脳神経細胞へエネルギーを送る能力が不足していることが、自閉症に関連した認知機能不全につながる恐れがあると考えている。

前述したように、ミトコンドリアは細胞の一番のエネルギー源である。

研究では、自閉症の子どもたちの中に、より高い酸化ストレスが見られた。

さらに自閉症の子ども五人のうち二人は、ミトコンドリアのＤＮＡ遺伝子の減少があったが、自閉症でない子どもたちには減少はなかった。

実験の結果、さまざまな異常、欠陥と、自閉症の子どもたちのミトコンドリアの機能不全のレベルから見て、細胞器官の酸化ストレスが自閉症の発症に影響し、症状の程度を決めているのではないかと考えられる。

カリフォルニア大学デイビス校教授のアイザック・ペサー博士はいう。

「現在の一番の課題は、自閉症の子どもたちにおいて、ミトコンドリアの機能不全がどういった役割を持っているのかを究明することだ。……多くの環境ストレス因子は、ミトコンドリアにダメージを与える原因になりえる。母胎内か出生後か、いつの段階でどの程度ストレスにあったのか、それによって自閉症の症状が違うことが、自閉症の症状の幅広さの理由かもしれない[30]」

2章を思い出していただきたい。腸内フローラとミトコンドリアは、複雑にかかわり合っており、核ＤＮＡに続く、第二、第三のＤＮＡのようであると説明した。

腸内細菌はミトコンドリアの健康を支えるだけでなく、腸内細菌がバランスを崩したり病原性の種類に支配されたりしたとき、毒性の二次生産物（ＰＰＡなど）でミトコンドリアに直接ダメージを与えたり、炎症経路を通して間接的なダメージを与えたりする。

自閉症は、マイクロバイオームとミトコンドリアの機能によって誘発されるという認識は今後も注目を集め、研究者たちを引きつけていくだろう。

この分野は急成長中で、これから診断方法も治療法も改善されていくはずだ。

すべてを解明するには何年もかかるかもしれないが、健康な腸内環境を保つことの重要性を解明するまでには、それほどかからないはずだ。

そして腸内細菌は、自閉症のおもな原因であるかどうかに関係なく、人間の複雑な体のしくみにおける重要なキー・プレイヤーであることに変わりはない。

## 生まれもった遺伝子もコントロールできる？

自閉症の発現は、いったいどこにさかのぼればいいのだろうか？

「妊娠前にすでに決まっている」という考えは、もっと注目を浴びてもいいはずだ。

ＤＮＡによって符号化された遺伝子は、基本的には静的な（突然変異が起こるのを防ぐ）ものであるが、環境に反応して非常に動的な状態を見せることもある。

この研究分野は「エピジェネティクス」と呼ばれ、今注目されている研究分野の一つだ。人間は、一生のうちに環境の影響を受けやすい時期が数多くあるが、胎内や生後間もない時期は、とりわけ環境に影響を受けやすいときである。

この時期に受けた影響が体のしくみを変えて、若年期以降に自閉症から神経疾患までの大きな悪影響になって表われる。

同時に、神経系、免疫系、ホルモンの活動の多くは、腸内フローラによってコントロールされ、それがひいては生理機能全体を、とくに環境の変化に対して敏感にしている。

そして、ある人のＤＮＡ発現にはたらいている力は、将来の子どもたちに受け継がれ、その子どもたちの遺伝子がどう活動するか、また、彼らが自閉症のような脳疾患を発症するリスクが高くなるかどうかにまで影響する。

腸内細菌と自閉症の関係を理解するには、さらに長い年月をかけた調査が必要だ。

本章で紹介した研究はどれも希望が持て、新しい予防法や治療法の開発につながるのではないかと私は考えている。

なによりも、新しい治療法というのが、副作用のある医薬品であってほしくない。

むしろ食品の選び方や、プロバイオティクスによる治療で、腸内フローラのバランスを整えるのが新しい治療法の主流になっていくと思う。

食生活にとり入れる治療法なら、誰でも実行できて金銭的な負担も少ない。

このあとの第2部では、腸内フローラはどんな環境によって変化するのかを考えていく。覚えておいていただきたいのは、自分が正しい選択をすれば、自分の将来の健康や、子どもたちの未来をも、変えられるということである。

食べ物やストレス、運動、睡眠、そして腸内の状態が、どの遺伝子を活動させ、どの遺伝子を抑えるか――こうしたことは、ある程度、自分のコントロールが利く。

まだ、自閉症などの脳疾患を根絶することはできないかもしれないが、発症を抑えるために力を尽くすことはできる。

# 第2部

# 腸内の細菌たちに
# トラブルを起こさないために

Brain Maker

その頭痛薬は、腸内細菌の毒になるか?

市販の炭酸飲料やダイエットソーダは、いい腸内細菌を殺してしまうのか?

遺伝子組み換え食品は体に悪いのか?……


ここからは、健康なマイクロバイオームを破壊するものが何かを見ていく。食品や薬品にかぎらず、環境中の化学物質もよくない影響がある。たとえば、毎日飲んでいる水や、買ってくる洋服、使っているヘルスケア製品などだ。

事実上、ありとあらゆるものが体内の細菌環境に影響するといっても過言ではない。

現代の生活で、細菌たちを脅かす物質との接触を避けられる人などいない。だが、最悪のものに気をつけることはできる。

結局、知ることこそ、力になる。

# 6章

果糖 グルテン

# あなたの健康を破壊する「2つの悪魔」

## 何に接触したのか、何を食べたのか

私たちの本来の健康なマイクロバイオームを壊すものは何かと聞かれたとき、私はいつもこう答える。

「何に接触して、何を口の中に入れるかだ」と。

くり返しになるが、どうやってこの世に生まれ、幼少期をどのように過ごしたかによって、人のマイクロバイオームはすでに決まっている。

その過去は変えられないが、今日から変えられることがある。

それは食事から始まるのだ。

前著の『「いつものパン」があなたを殺す』をお読みいただいた方なら、食事によって健康がつくられ、病気の進行を好転させることができる、という私の考えがおわかりだろう。

だが、この考えは、数少ない事例だけを見て判断した勝手な意見ではない。

厳格な科学の裏づけがあり、中にはごく最近わかってきたこともある。

食事、腸、細菌、健康――という複雑な方程式について、よく引用されるカナダの研究者たちの論文がある。そこには次のように書かれている。

「腸内フローラの多様性の五七％は食事の変化が原因であることが説明できたが、遺伝子の変化によると説明できたのは、ほんの一二％だった。

これは、腸内フローラの形成に食事が圧倒的な役割をになっているということであり、カギとなる細菌の量が変化すると、健康な腸内フローラが病気を起こすもとに変わってしまう可能性があることを示している[1]」

もし、本書から一つだけ学んでいただけるとしたら、これがその一文だ。

腸と脳の関係の分野において世界的権威である、ハーバード大学のファサーノ博士のことはすでにご紹介した。博士も同じことを述べている。

そして、抗生物質と出産は、健康な腸内フローラの発達と維持における大きな因子ではあるが、食事の選択はもっと重要なことなのだと、博士と私はともに考えている。

では、どんな食事がいい腸内フローラをつくるのだろうか？

その前に、まず真っ先に避けるべき、「果糖」と「グルテン」という二つの成分に注目しよう。

## 果糖——「砂糖の代替物」にはなりえない人工甘味料

果糖はそもそも果物の中に自然に存在するのだが、実は、現代人が消費する果糖の大部分は、加工製品から摂取している。

もちろん、洞穴（ほらあな）に住んでいた祖先たちも果物を食べていた。だがそれは、果物がとれる一定の時期の話だ。人間の体は、現在、浴びるほど食べている大量の果糖を処理できるほどには、まだ進化していない。

実際に、自然の果物は比較的糖分が少ない。

たとえば普通の炭酸飲料一缶と比べてみよう。

中型サイズのリンゴは繊維が豊富で、糖質は四四カロリーだ。

一方、よくある三五〇ミリリットル缶の一般の炭酸飲料は、糖質八〇カロリーでリンゴの約二倍の糖質である。

しかし、このリンゴも何個か搾って繊維をすべてとり除き、濃縮して三五〇ミリリットルの飲み物にすれば、糖質は八五カロリーになり、炭酸飲料とだいたい同じになってしまう。

果糖は自然に存在する炭水化物の中で、もっとも甘みが強い。この甘みが、みなに好まれている理由だ。

だが、果糖のグリセミック指数（GI値）は、天然の糖の中でもっとも低いのだ。

理由は簡単。

肝臓が果糖の大部分を代謝してしまうため、グラニュー糖や異性化糖（高フルクトースコーンシロップ）のようには血糖やインスリン濃度にすぐに影響しない。

反対に、グラニュー糖や異性化糖では、グルコース（ブドウ糖）が体内を循環し、血糖値を上げてしまう。

ちなみにいうと、異性化糖は果物からつくられたものではない。

名前のとおり、コーンシロップからつくられた甘味料だ。

厳密にはコーンスターチを加工してブドウ糖の一種をつくり、それをさらに酵素で加工すると透明な物質になる。

この物質は果糖が多く含まれ、通常のグラニュー糖よりも保存期間が長い。異性化糖は果糖とブドウ糖がほぼ半々の割合になり、そのブドウ糖が血糖値を上昇させる。

だが、そんな血糖値の数値にだまされてはいけない。果糖は加工されたものから大量に摂取すると、長期的な影響があるのだ。

果糖が耐糖能異常、インスリン耐性、高血脂、高血圧につながるという多くの研究結果がある。

果糖は肝臓にとって巨大な負荷だ。

肝臓は果糖を他の分子に変えるために多くのエネルギーを使うことを余儀なくされ、他の機能に使うエネルギーが残らないというリスクを負う。

このエネルギーがなくなると尿酸が生じるが、この尿酸が高血圧、痛風、腎結石につながる。さらに果糖は、代謝を管理する二つの主要なホルモンであるインスリンやレプチンを生成させるものではないため、果糖の多い食事は肥満や代謝性疾患につながる。

もう一つつけ加えると、果物や野菜に含まれる繊維は、果糖が血流に吸収されるのをゆるやかにするが、反対に異性化糖は腎臓の代謝を乱し、過剰なブドウ糖とあいまって、血糖値を上昇させ、すい臓を疲弊させる。

4章で述べたように、新しい研究結果によると、肥満は果糖との接触により腸内フローラが変化した結果という可能性がある。

こうした変化は、旧石器時代の私たちには役立ったかもしれない。

果物が実って果糖が摂取できる夏の終わりごろに脂肪を多くつくり、余分な脂肪を蓄えておけば、食べ物が少なくなる冬をしのぐことができるからだ。

だがこのメカニズムは、果糖がたっぷりある現代では適合しなくなった。

興味深いことに、腸内細菌は摂取する糖の影響を受けているという事実が、人工甘味料についての研究から最近明らかになった。

人間の体は人工甘味料を消化できない。人工甘味料にカロリーがないというのはこれが理由である。しかしそれでも、人工甘味料は消化器官を通らなければならない。

長いあいだ、人工甘味料は通常、体の生理機能への影響という点からは、不活発な成分だと考えられてきた。

とんでもない！

4章で短く紹介した『ネイチャー』に二〇一四年に掲載された論文が、この概念に大きな衝撃を与えた。(2)

イスラエルのワイツマン科学研究所のエラン・シーガル教授らが、ある問題に答えるために実験を行なった。

テーマはこうだ。

「人工甘味料は、健康な腸内細菌に影響をおよぼすのか？」

シーガル教授らはサッカリン、スクラロース、アスパルテームといった模造の糖を、マウスの飲料水に加えて与えた。

別のマウスのグループには、本物の糖のブドウ糖やショ糖（ブドウ糖と果糖の合成）を飲料水に加えて与えた。

また、別の対照グループには、糖も何も加えていない水を与えた。

十一週間後、人工甘味料を与えられたマウスは、本物の糖をよく処理できないようになった。他のグループよりブドウ糖耐性が高かったのだ。

そこで、模造の糖を摂取してブドウ糖耐性が高くなったことと、腸内細菌には関係があるのかを調査する目的で、マウスの腸内細菌を死滅させるために、四週間にわたって抗生物質を与えた。

すると、驚いたことに、腸内細菌の死滅後、すべてのマウスのグループが糖をよく代謝できるようになったのだ。

次に、人工甘味料のサッカリンを摂取したマウスから採取した腸内細菌を、腸内細菌を持たない無菌マウスに移植した。

移植されたマウスは、糖を処理する機能が六日以内に少し低下した。腸内細菌は人工甘味料との接触で、その構成に変化を起こしたのだ。種類がより豊富になった腸内細菌もいたが、消滅した種類のものもいた。

研究は現在、人体を使って行なわれており、すでに初期段階の結果が得られ、実際に人工甘味料はこれまで考えられていたような「安全で健康的な、砂糖の代替物」ではないことがわかってきている。

人工甘味料をいつもとっている人の腸内細菌は、摂取していない人のものと明らかに様子が異なる。

人工甘味料を使っている人と、太っていて空腹時血糖値の高い人との相互関係もわかった。空腹時血糖値が高いと、健康に多くの悪影響がある。

さらに、二〇一三年にフランスの研究者たちによって発表された結果もある。

一九九三年から六万六千人を超える女性を追跡調査したところ、砂糖入りの飲料を摂取した女性よりも、人工甘味料入りの飲料を摂取した女性のほうが、糖尿病発症率が二倍を超えて高いことがわかったという(3)。

223ページのデータをご覧いただきたい（だが、この数値だけを見て、「ならば、砂糖入りの飲料を飲んでもいい」とは解釈しないでいただきたい）。

さて、話を果糖に戻そう。平均的なアメリカ人は一日八〇グラムもの果糖を、多くは加工された異性化糖の形で摂取する。

そのすべてを腸から血流へ吸収するのは不可能だ。

腸内細菌たちは加工された果糖が大好きであるため、腸内では果糖が多すぎても細菌は喜んでいる。

果糖は腸内細菌によってただちに発酵し、短鎖脂肪酸のような二次生産物になる。また、さまざまなガスもつくり出す。メタン、水素、二酸化炭素、硫化水素などだ。

ご想像どおり、発酵したガスはふくらんで膨満感、不快感、腹痛を引き起こす。

腸内の過剰な果糖は水分の過剰摂取も引き起こし、下痢を招く。

泣き面にハチだが、短鎖脂肪酸もまた腸に水を呼び込む。

意外かもしれないが、メタンガスは不活性ではない。大腸の過剰なメタンは生物学的に活性であることを示す実験結果が得られている。

メタンは結腸の活動を乱して消化と便の動きを妨げ、腹痛と便秘を引き起こす。

加工された果糖の悪影響はそれだけではない。

急激な肝臓のダメージにも関係している。これは太っていなくても起こるのだ。

二〇一三年の『アメリカン・ジャーナル・オブ・クリニカル・ニュートリション』に掲載された研究結果によると、多量の果糖により、細菌が腸から出て血流に入り、肝臓にダメー

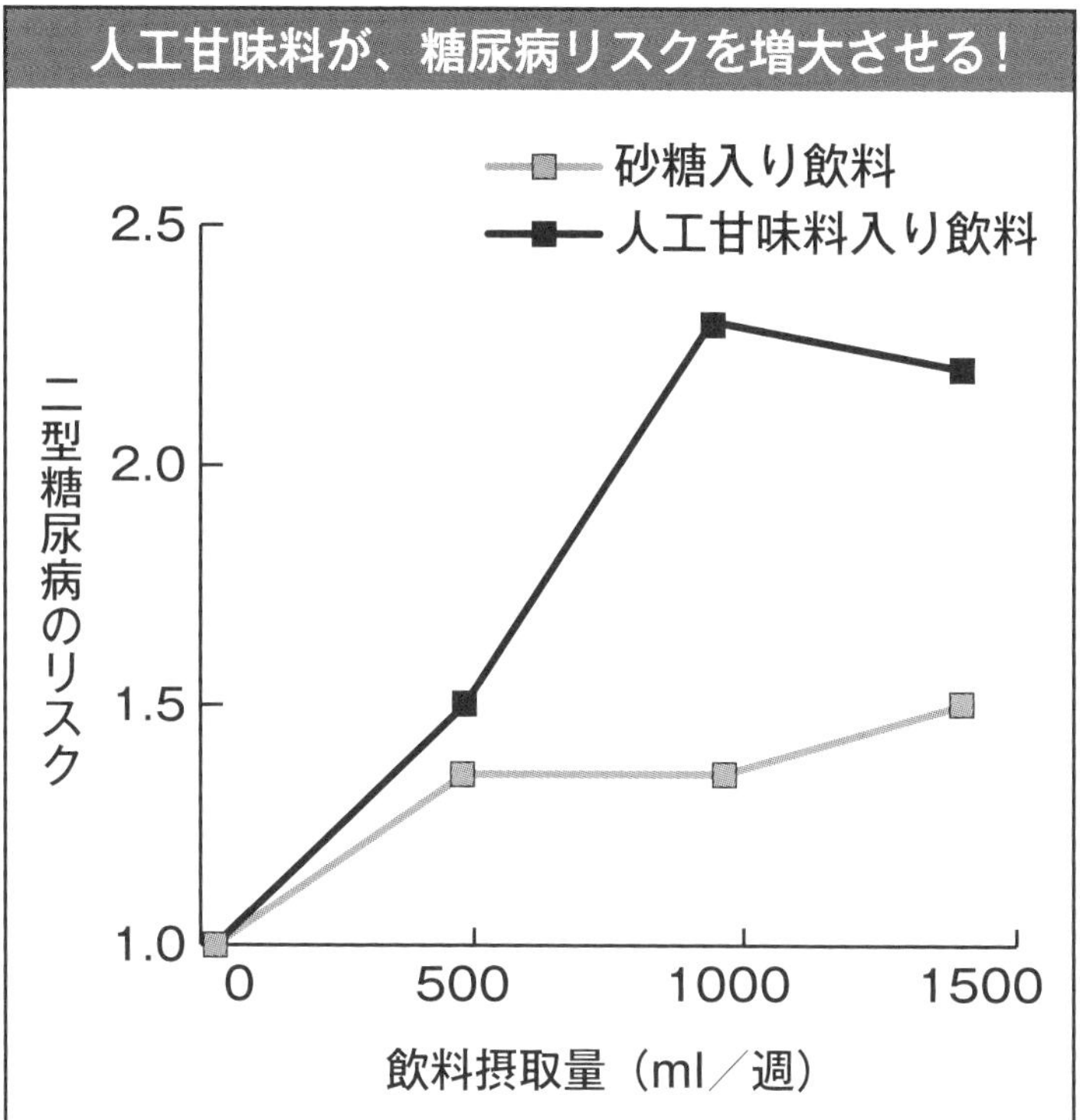
人工甘味料が、糖尿病リスクを増大させる！
砂糖入り飲料
人工甘味料入り飲料
二型糖尿病のリスク
2.5
2.0
1.5
1.0
0
500
1000
1500
飲料摂取量（ml／週）

ジを与えるという[4]。

この研究を行なったウェイクフォレスト大学のカイリー・カバナー博士がこう記している。

「果糖の高濃度によるなんらかの理由で腸が守られなくなり、その結果、細菌が三〇%多く漏れ出しているようである」

この研究は動物実験（サル）をベースにして結論を導き出しているが、人間の腸でも同じことが起きると考えられる。

これが、加工された果糖を多く摂取しているのにやせ型であり、やせているのに代謝性機能障害や肝臓病を発症する人がいる理由であると考えられる。

今度、炭酸飲料やダイエットソーダをガブガブ飲みたいと思ったとき、あるいは異性化糖がふんだんに入った食品をガツガツ食べたいと思ったとき、これらの事実を思い出していただきたい。

## グルテン――気づかないうちに致命的ダメージが

さて、いよいよ登場するのがグルテンだ。

グルテンについては、前著『「いつものパン」があなたを殺す』で重点的にとり上げた。

グルテンはタンパク質であり、現代でもっとも炎症性の高い原材料の中の小麦、大麦、ライ麦に含まれている。

グルテンにとても過敏になる病気――セリアック病をわずらう人は人口のほんの数%であるが、実質的には、自覚はなくても誰でも有害な反応を起こす可能性がある。

グルテンに敏感だと（セリアック病のあるなしにかかわらず）、炎症性サイトカインの生産を増やすが、炎症性サイトカインは神経変性疾患の重要なプレイヤーなのだ。

そして、これまでも述べてきたように、脳は炎症からの悪影響をもっとも受けやすい器官の一つである。

私はこのグルテンを「静かな殺人鬼」と呼んでいる。気づかないうちにダメージを与え続けるからだ。

その影響は、不可解な頭痛や不安感、ひどい疲労感から始まり、うつ病や認知症などのさらに重い障害に悪化することもある。

今や食品メーカーでさえグルテンフリーをうたい始めているにもかかわらず、グルテンは現在、至るところに見られる。

小麦製品からアイスクリーム、ハンドクリームにまで、すべてに潜んでいるのだ。一見「健康的な」、小麦を使わない製品にも、添加物として含まれることすらある。

グルテン過敏症と神経性機能障害の否定できない関係について、その証拠はきりがないほど数多くある。

臨床的にグルテンに敏感ではない人でも、問題がある人もいる（検査では陰性反応が出て、タンパク質の消化に問題はないようだが）。

診察していると、毎日グルテンの影響を目にする。患者がようやく私の診療所に来るのは、他の医師に見てもらって「すべて試した」あとであることが多い。

頭痛、不安症、注意欠如・多動性障害、うつ病、記憶障害、多発性硬化症、ALS、自閉症、とくに名づけられないレベルの神経性の不全……患者の障害が何であるかにかかわらず、私がする最初のことは、食事からグルテンを完全にとり除くことだ。すると驚くべき効果が出る。

念のためにいうと、とくにグルテンがALSなどの疾患の原因だといっているのではないが、データを見ると、ALSでは腸の透過性の問題が顕著に見られるため、それを減少させるためになんでもすべきではないかと思う。

そして、グルテンをなくすことは、大切な最初の一歩なのである。

私が前著を上梓（じょうし）したのちも、グルテンが腸内環境に有害な影響を与えるという新しい研究結果が現れ続けた。

事実、体がグルテンに接触したときに起こる悪い反応のすべてが、腸内フローラの変化から始まることは十分にありえるのだ。

この一連の流れを説明する前に、重要な事実をいくつか思い出していただきたい。すでによく知っていることもあるかもしれないが、大切なことなので、もう一度おさらいしておこう。

グルテンの「ベトベト」は、栄養素の分解と吸収を阻害する。それが食べ物の消化不良につながり、免疫系に警鐘を鳴らし、やがて小腸の壁を攻撃する結果となる。

グルテンに過敏な人は、腹痛、吐き気、下痢、便秘、腸の不調を訴える。だがこうした消化器系のトラブルの症状が表に出ない人も多い。それでも体のどこかに静かな攻撃を受けているのだ。

たとえば神経系である。

警鐘が鳴り始めると、免疫系は炎症性化学物質を送って敵を攻撃し、火消しに走る。

このプロセスにおいて組織にダメージを与え、腸壁を弱くするのが、2章でも述べたリーキーガットだ。

前述のファサーノ博士によると、とくにグリアジン（グルテンを構成するタンパク質）があると、どの人の腸でも漏れやすくなる[5]。そう、誰でもグルテンにはある程度、敏感なのだ。

このリーキーガットにかかると、将来は他の食物にも敏感になりやすくなる。

また、リポ多糖類（ＬＰＳ）の攻撃にも弱くなり、血流に流れ込ませてしまう。前述したようにＬＰＳは、腸内の多くの細菌の構成要素である。

もし、ＬＰＳがそれらの密着結合を通り抜ければ、全身の炎症を増加させ、免疫系を乱す。これはダブルパンチとなり、多様な脳疾患、自己免疫疾患、そして、がん発症のリスクにつながる。

グルテン過敏性の顕著な徴候は、グルテンを構成するグリアジンに対する抗体の濃度が上がることである。それが特定の免疫細胞の、特定の遺伝子を目覚めさせ、脳を攻撃する炎症性化学物質サイトカインの放出の引き金になる。

これは数十年にわたって医学文献において述べられ続けてきた。抗グリアジン抗体は、特定の脳タンパク質と交差反応もするようだ。

二〇〇七年に『ジャーナル・オブ・イミュノロジー』に発表された研究結果によると、抗グリアジン抗体が、神経タンパク質である神経シナプシンIと結合することが明らかになった。

その結論の中で研究者たちは、グリアジンが「神経障害、運動失調、発作、神経行動の変化などの神経性複合症」の原因であると証明できる可能性があると記している。[6-7]

また、研究結果によると、グルテンに対する免疫系の反応は、ただ炎症のスタートボタンを押す以上の作用をすることがわかっている。

ファサーノ博士の研究から、グルテンが炎症と腸の透過性を増大させるメカニズムが、血液脳関門を壊し、脳に破壊的な炎症性化学物質をさらにつくらせることがわかった。[8-9]

私は原因のわからない神経性疾患の患者全員にグルテン過敏性のテストを行なう。

実際、サイレックス研究所がグルテン過敏性の検査も行なっている（訳注：サイレックス研究所の検査は日本には普及していないので、アンブロシア社の検査を利用するとよい。www.ambrosia-kk.com　を参照のこと）。

脳の機能を維持するためにはグルテンフリーの食事を始めなければならない、という根拠は、メイヨー・クリニックが発表した研究だ。

二〇一三年に、このクリニックの医師と研究者のチームが、ついに食品のグルテンがどのように一型糖尿病を引き起こすかを解明した。

長いあいだ、グルテンの摂取と一型糖尿病の発症の関係が示されてきたが、今回の研究では実際のメカニズムが初めてわかったのだ。

実験では、一型糖尿病の傾向のある肥満でないマウスに、「グルテンフリーのエサ」と「グルテンを含んだエサ」のどちらか一方を与えた。

グルテンフリーのエサを与えられたマウスはラッキーだ。エサによって一型糖尿病にはならずにすんだのだ。

一方で、これらの健康なマウスのエサにグルテンを加えたところ、グルテンフリーのエサによる予防効果がくつがえった。

研究者たちは、マウスの腸内フローラに与えるグルテンの影響の大きさにも気づいた。そのため、こうした結論に至った。

「グルテンの存在は食事が持つ糖尿病誘発性に直接影響し、腸内フローラの構成を決める。そのため、食事からとるグルテンは、腸内フローラを変えることで一型糖尿病の発症率を上げてしまうことを、新しい研究結果が示唆している」[10]（念のためつけ加えると、一型糖尿病は二型糖尿病と比較して患者数のずっと少ない自己免疫疾患である）

ある研究の追跡研究として行なわれた研究の結果が、『パブリック・ライブラリー・オブ・サイエンス』に掲載されている。

これによると、アルコールに溶けるグルテンの一種であるグリアジンは、体重の増加とすい臓のベータ細胞の過剰活動を促進する。これが二型糖尿病の原因で、一型糖尿病の前駆体ではないかといわれている。[11]

これらの症状は、脳疾患の大きなリスク因子だ。

現在、もっとも広く見られ、私たちを悩ます疾患の多くは、小麦など、なじみのある食物を摂取した結果であることを認めるべきであろう。

グルテンフリーの昨今の流行が、本当に健康にいいのか、ただの誇大宣伝なのか、さかんに議論されていることはわかっている。

グルテン過敏症テストが陰性の人や、これまでグルテンに問題がなかった人、パンケーキやピザが好きな人にお伝えしたい。

研究の結果によると、現在の小麦は二万三千種類を超えるタンパク質をつくることができる。そしてそのどれもが有害な炎症反応の原因になりえるのだ。[12]

グルテンの持つ危険性は解明されているが、私が予見しているのは将来、もっと危険なタンパク質が発見され、それらがグルテンとともに体や脳に悪影響を与えることだ。

今日、完全にグルテンフリーで暮らすことには困難がつきまとう。

グルテンフリー製品の市場は大きいものの、「グルテンフリー」をうたわない加工製品と同じぐらい栄養が欠けているのだ。

多くの製品は、精製され、グルテンを含まない穀物でつくられているが、繊維質やビタミン群をはじめとする栄養素が乏しい。

成分に注意を払いながら、本当に栄養が豊富で健全で、グルテンを含まない食品を選ぶことが肝要なのは、こうしたわけである。

271ページからの第3部では、そうした食品を選ぶお手伝いをしたい。

# 7章

医薬品 農薬 水道水……

# これだけある「腸に有毒かもしれないもの」

## 腸内を大混乱に陥らせる「5つの攻撃者」

健康な腸内フローラを脅かす存在ワースト2といえる「果糖」と「グルテン」以外の、「悪者たち」についてもう少しくわしく見ていこう。

次に述べるのは「腸内フローラの殺人鬼」たちだ。

- 抗生物質
- ピル
- 非ステロイド性抗炎症薬（NSAID）
- 遺伝子組み換え食品
- 環境化学物質

どれもあなたにとって無縁だといいきれないものばかりだろう。

すでに見てきたことをくり返す内容もあるが、さらにこの現実を直視すれば、これから先の生活でどういった選択をすべきかが明らかになるはずだ。

## 抗生物質――「魔法の薬」が腸の中で起こしている惨劇

私は五歳のときのことを今でもはっきりと覚えている。急に弱った父の姿だ。多忙な神経外科医で、五～六カ所の病院をかけ持ちし、五人の子どもがいた（私は末っ子だ）。

父がとても精力的だったことは、ご想像いただけるだろう。ところが、急に発熱したり、極度の疲労感に襲われたりするようになった。病名は亜急性細菌性心内膜炎だった。緑色レンサ球菌による心臓の感染症である。

父は三カ月にわたってペニシリンの静脈投与を受けた。病床でも医学専門誌を離さない父の横には、点滴バッグがかかっていた。

もしペニシリンがなかったら、この感染症は間違いなく父の命を奪っていただろう。だから、私は抗生物質の重要性と効果をはっきりと理解している。

しかし、それでもこの治療によって、父の腸内フローラが変化したのではないか、そしてそれが、現在のアルツハイマー病につながったのではないかと疑わずにいられないのだ。

もちろん抗生物質については、その功績を称えずには語れない。友人や家族、多くの人も、抗生物質が存在しなかったらこの世にはいなかっただろう。

毎年、何百万人もの命を奪っていた重い病気を、ワクチンのおかげで世界中の多くの国々からほとんど根絶することができた。二十世紀初頭の抗生物質（antibiotics：anti＝反／biotics＝生物）の発見は、医学の重要な業績の一つであることは間違いない。


一九二八年、イギリスの科学者アレクサンダー・フレミングが、ある種の細菌を死滅させることができる菌と偶然出会った。

フレミングは一般的な黄色ブドウ球菌を培養皿で培養していたが、そこにカビが発生し、黄色ブドウ球菌を絶滅させようとしていることに気づいたのだ。

フレミングはこのカビを「ペニシリン」と名づけ、このペニシリンを使って感染性の細菌を死滅させる、さまざまな実験を仲間とともに行なった。

やがて、研究者たちはペニシリンを動物で実験し、人にも試した。一九四一年に非常に強い感染症も治せることがわかり、多くの命が救われ、一九四五年、フレミングはノーベル生理学医学賞を受賞した。

アン・ミラーはこの薬物に命を救われたアメリカで最初の人である。一九四二年、三十三歳の看護師だったアンは、流産の後、重い発熱症状に苦しんでいた。産褥熱(さんじょくねつ)と呼ばれる病気で、体内のレンサ球菌による重い感染症だ。

アンは一カ月におよぶ高熱と精神錯乱で重体だった。だがアンの担当医が、まだ市販されていなかったペニシリンを手に入れることができた。

薬品は小瓶に入れられ、空路でコネチカット州警察に運ばれたあと、瀕死のアンが入院するイェール大学ニューヘブン病院で待つ医師たちに手渡された。

アンにペニシリン茶さじ一杯分(五・五グラム)が投与され、わずか数時間のうちに容態は快方に向かった。熱が下がり、錯乱状態もおさまり、食欲も戻り、その後一カ月もたたないうちに完全に回復した。

このとき、ペニシリンはまだ供給が間に合わない貴重なものだったため、薬の残るアンの尿を保存し、濾過(ろか)、浄化したものも再利用されたという。

それから五十年後の一九九二年にアンはイェール大学を再び訪ね、この画期的な出来事の五十周年を祝う式典に出席した。

アンはその後九十歳まで生きた。もしペニシリンが存在しなかったら、半世紀も前に亡くなっていたはずだ。

抗生物質はすべての感染症を根絶する魔法の薬ではない。だが、しかるべきときに使用すれば、命にかかわる多くの病を治すことができる。

抗生物質は医療に革命を起こしたが、まだほとんど手に入らなかった当時から、状況は大きく変わった。現在、抗生物質は至るところで過剰に使われるようになった。

アメリカ疾病管理予防センターによると、毎年、アメリカ人の五人中四人は抗生物質を服用している[1]。

二〇一〇年には、アメリカで約二億五千八百万の抗生物質が、三億九百万人に処方された。十歳未満の子どもに処方される薬の大半が、抗生物質である。

抗生物質の過剰な使用、とくに抗生物質が効かないウイルス性疾患（風邪やインフルエンザなど）への使用が、抗生物質に耐性を持つ病原菌の増殖にもつながっている。

世界保健機関（ＷＨＯ）はこう語っている。「早急に対応しなければ、〝後抗生物質時代〟に向かう。一般的な感染症や小さなケガが、再び命を奪う時代が来る[2]」

ＷＨＯは抗生物質の耐性を「二十一世紀に直面する一番の健康問題」の一つだとしているのだ。

ペニシリンの発見者であるフレミング自身も、一九四五年の自身のノーベル賞受賞講演で警鐘を鳴らしていた。

「誰でも店頭でペニシリンを買える時代が来るかもしれない。そうなったとき、知らずに安易にペニシリンを低量で使用すると、病原菌の致死量に足りず、病原菌にペニシリン耐性ができてしまう[3]（抗生物質を使う場合、服用する量が少なすぎる場合や、定められた期間を守らない場合も、一般に抗生物質の過剰摂取と同じぐらい危険である。どちらの場合も、ペニシリン耐性のある病原菌を生んでしまう）」

現実にそのわずか三年後には、ペニシリン耐性のある変異体のブドウ球菌が現われた。現在のメチシリン耐性黄色ブドウ球菌（ＭＲＳＡ）感染症は、従来の抗生物質が効かなくなったブドウ球菌によるものだ。

ＭＲＳＡはここアメリカで猛威をふるい、免疫系が弱い人の命を奪い、若くて健康だった人たちも病院で治療を受けている。

アメリカで年間二百万人が治療薬に耐性のある感染症を発症し、そのうち二万三千人が命を落としている[4]。肺をむしばむ毒性の強い結核菌のせいで、結核も盛り返してきている。

抗生物質は農業でも広範囲に使われている。

家畜たちの感染症の治療という目的だけでなく、抗生物質を使用すると、家畜がより大きく、早く成長することがわかったからだ。

動物実験の結果、抗生物質の投与により、家畜のマイクロバイオームに、急速な（たった二週間での）著しい変化が見られた。

この変化により、投与された抗生物質と接触した特定の細菌が肥満をうながしたのだ（これについては後述する）。

しかし、一方で抗生物質への耐性は大幅に高まった。

こうした抗生物質は、やがて食肉や乳製品に入り込むため、人体にも影響を与えるのではないかと懸念の声が上がっている。

抗生物質は内分泌攪乱（かくらん）化学物質（環境ホルモン）であり、食べ物を通じて接触すると、体内の性ホルモンに似た作用をし、混乱を誘発する。

また、抗生物質は代謝にも作用して、肥満を促進する。

この代謝への作用は、抗生物質の体内での直接的な作用と、腸内細菌を通しての作用との両方が考えられる。

## 脂ののった家畜を育てるために

最近、子どもたちに肥満が増えていることは、発育途上の傷つきやすい体に蓄積された、抗生物質の影響もあるのではないか。

だが、残念なことに、食べ物に抗生物質を使うことに反対するさまざまな活動に対しては、法律的、政治的な壁がある。

抗生物質が畜牛を（おそらく人間も同じだが）太らせるメカニズムは、マイクロバイオームの変化である。

4章で、「脂肪を蓄え体重を増やす」種類の腸内細菌（フィルミクテス門）と、「肥満を防ぐ」種類の腸内細菌（バクテロイデス門）の違いを説明した。

フィルミクテス門は食べ物からエネルギーをより多く摂取し、体がカロリーを多く吸収して、太るリスクを高める。

肥満の人の腸は決まってフィルミクテス門が優勢だ。

反対に、やせ型の人の腸内は、バクテロイデス門が優勢である。

牛でも人間でも、抗生物質を摂取すると、マイクロバイオームの多様性と構成がまたたくまに変化する。抗生物質が特定の細菌をただちに絶滅させ、他の種類が増殖するからだ。

そして残念ながら、腸内はバランスを大きく崩し、肥満を誘発する細菌で満たされる。

ニューヨーク大学のマーティン・ブレイザー博士は、抗生物質の使用が肥満の要因であると考える研究者の一人である。

博士は、抗生物質が悪名高い特定の細菌に対して、どのようにはたらくかに着目している。その細菌とは、ピロリ菌だ。

ピロリ菌は消化性潰瘍と胃がんのリスクを高めるとして、医師たちの注目を集めているが、そもそも人間の体内に常在する細菌である。

ブレイザー博士は二〇一一年、胃カメラの検査を予定していたアメリカの退役軍人を調査した。[5]

退役軍人九十二人のうち、三十八人にはピロリ菌がいなかった。四十四人にはピロリ菌が見られ、十人は不明だった。

ピロリ菌が確認された人のうち二十三人に抗生物質を与えたところ、二人を除いた二十一人のピロリ菌が死滅した。では、このピロリ菌を抗生物質で死滅させた二十一人の退役軍人は、その後どうなったか。

体重が増えたのだ。彼らのBMI値は約五％（±二％）上昇した。他の退役軍人たちに体重の変化は見られなかった。

その上、彼らは食欲を刺激するホルモンであるグレリンが、食後に六倍も増加し、食べても満腹感が得られず、もっと食べられると感じていることが判明した。グレリンの値が高いと腹部の脂肪が増えることがわかっている。

これらすべてを合わせて考えると、抗生物質が家畜の成長を促進するというのは納得がいく。家畜を太らせているのは、ほぼ間違いなく抗生物質だ。

人間を太らせているのも、服用したり食品として摂取したりした抗生物質なのだ。

245ページのグラフを見ていただくとわかるように、食肉生産での抗生物質の使用では、アメリカが先頭を走っている。[6]

二〇一一年、アメリカの製薬会社各社が販売した家畜用の抗生物質は、一万三千六百トン近くにのぼり、最高記録を更新した。これはこの年に販売されたすべての抗生物質の八〇％を占めている。[7]

アメリカ食品医薬品局は、食肉に含まれる抗生物質に耐性のある細菌について、一九九六年にようやく試験を開始したばかりであり、抗生物質の使用規制は、残念ながら現実的に機能していない。

アメリカ食品医薬品局の元長官で、ベストセラー『過食にさようなら』（エクスナレッジ）の著者デイビッド・ケスラー博士は、この事実を二〇一三年の『ニューヨーク・タイムズ』の特集ページにこう記している。

「なぜ、政治家たちは八〇％の抗生物質がどのように使われているかを調査したがらないのか？　答えが怖いからといってむずかしい問題を避けられるものではない。

国民の健康維持に使われるべき薬品が、安い食肉を生産するために使われている実態を、政治家たちは国民に知らせる義務がある[8]」

最近になって、やっとのことだが、アメリカ疾病管理予防センターやＷＨＯ、アメリカ医師会のレベルでは、感染症への抗生物質の処方に変化が起きてきている。

これらの機関がさまざまな注意喚起を行ない、医師たちも耳を傾け始めた。

『米国医師会雑誌』によると、次の感染症治療に抗生物質の使用は、通常必要ない[9]。

・風邪
・インフルエンザ
・せきや気管支炎の大半の症状
・耳の感染症の多くの症状

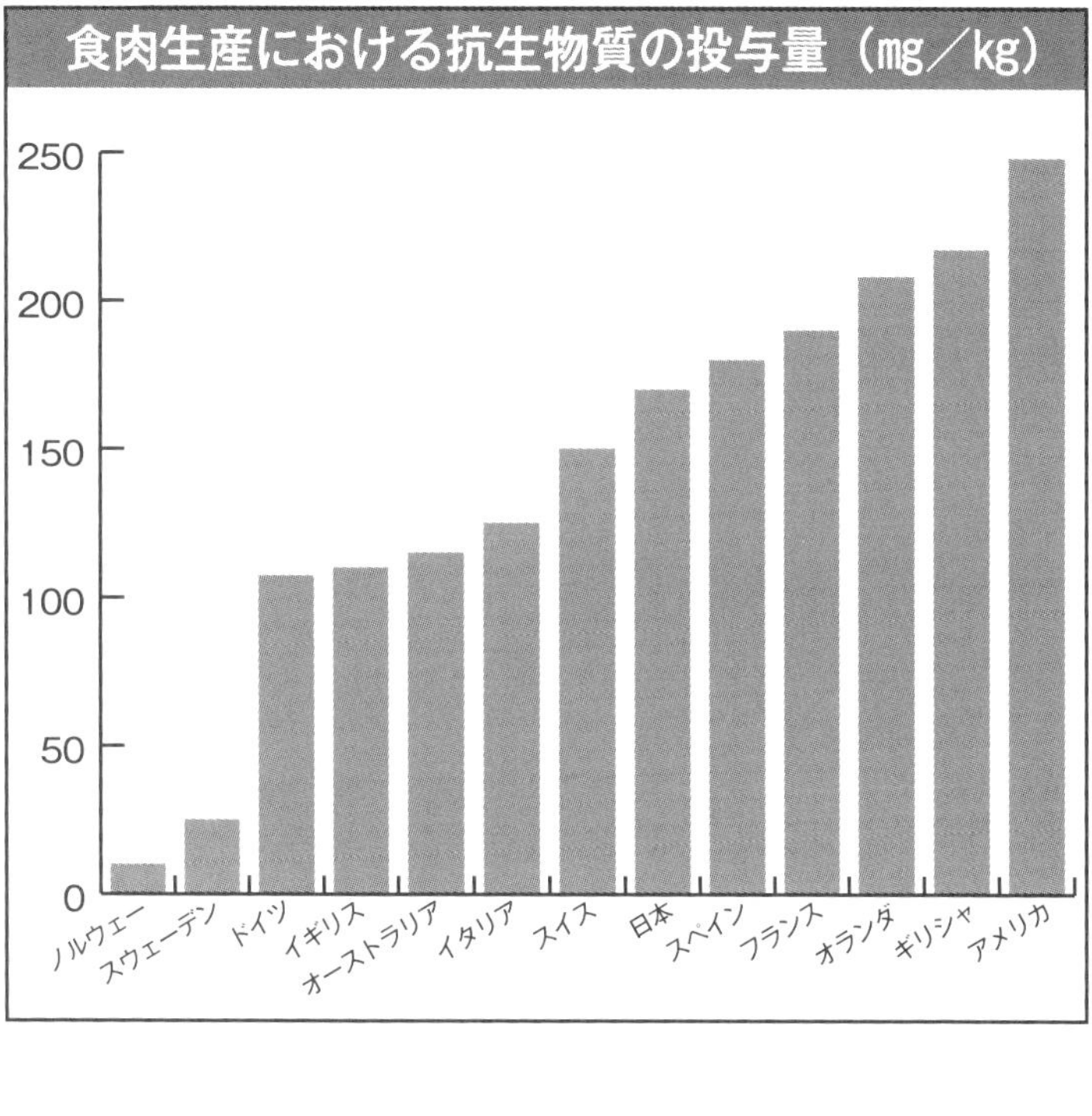
食肉生産における抗生物質の投与量（mg／kg）
250
200
150
100
50
0
ノルウェー
スウェーデン
ドイツ
イギリス
オーストラリア
イタリア
スイス
日本
スペイン
フランス
オランダ
ギリシャ
アメリカ

・皮膚の発疹の多くの症状

本当に抗生物質が必要な感染症はどれか、抗生物質を使わずに自然に治すほうが体にいい感染症はどれか、広く認識されるようになってきている。

目標は、抗生物質の使用を、絶対的に必要でないかぎりは削減することだ。

ほんのここ数年の変化の例だが、子どもの耳やのどの感染症の治療に、たとえ親たちから抗生物質の使用を求められても、小児科医たちは決まりごとのように処方することがなくなった。

私が望んでいるのは、こうした具体的な変化である。

## 菌を殺す→腸内フローラの乱れ→その先の病気へ

二〇〇四年、非常に気になる研究結果が『米国医師会雑誌』に掲載された。抗生物質が、がんのリスクを増大させる可能性があるという内容だった。(10)

ワシントン大学の研究者たちは、十九歳超で一次浸潤（しんじゅん）性乳がん（胸部から他の部位に広がる可能性のある乳がん）のある女性二千二百六十六人と、無作為に選んだがん患者でない女性七千九百五十三人とを比較した。

この研究の目的は、抗生物質（どの種類でも）を摂取していた女性の、乳がんのリスクが高まったかどうかを調べることだった。

そして、驚きの結果が得られた。

抗生物質を使用した日数と乳がんのリスクの上昇には、明白な関係があったのだ。

抗生物質をもっとも多く使用した女性たちは、乳がんのリスクが二倍になった。

この結果は、抗生物質の使用と末期の乳がんとの密接な相関関係も示している。

研究者たちは次のように記している。

「抗生物質の使用は乳がんの発症と、それが命にかかわるリスクを高めることに関係している」

そして、こう結論づけた。

「さらなる研究が必要であるものの、今回の結果は抗生物質の長期使用には慎重さがより強く求められることを示している」

念のためにいうと、この研究は、抗生物質が乳がんを発症させるということを示したのではない。

しかし、このような強力な薬物が腸内細菌や、免疫、解毒作用、炎症における細菌のはたらきを変えてしまうことを鑑(かんが)みれば、こうした研究は注意喚起にはなる。

より信頼される研究結果が今後十年のあいだに現われ、腸内フローラと、脳や神経系を含むがんのリスクとのあいだには、密接な関係があることが示されるだろうと考えている。

コロンビア大学医学部の研究医であるロバート・F・シュワーブ博士が、二〇一三年に『ネイチャー』に発表した記事は注目に値する。

それは、マイクロバイオームの状態が、がん細胞の成長を促進することも、防ぐこともあるというものだ[11]。

結論として、がんの予防や新しい療法の発見を目指して、マイクロバイオームの研究に着目する価値を強調し、マイクロバイオームを「医療研究の次の開拓地」と位置づけている。

抗生物質が、健康の重要な担い手を破滅させるのだと主張するために、がんの例をあげたが、抗生物質の使用でリスクが高まるのがＡＤＨＤ、ぜん息、過体重、糖尿病であり、さらにこうした疾患がリスクを高めるのが認知症、うつ病、自殺、不安症だ。

これらすべての疾患を結びつけているものは、もうおわかりだろう。「炎症」である。

私の診療所では週に何度もこんな電話を受ける。

## 抗生物質投与における乳がんのリスク

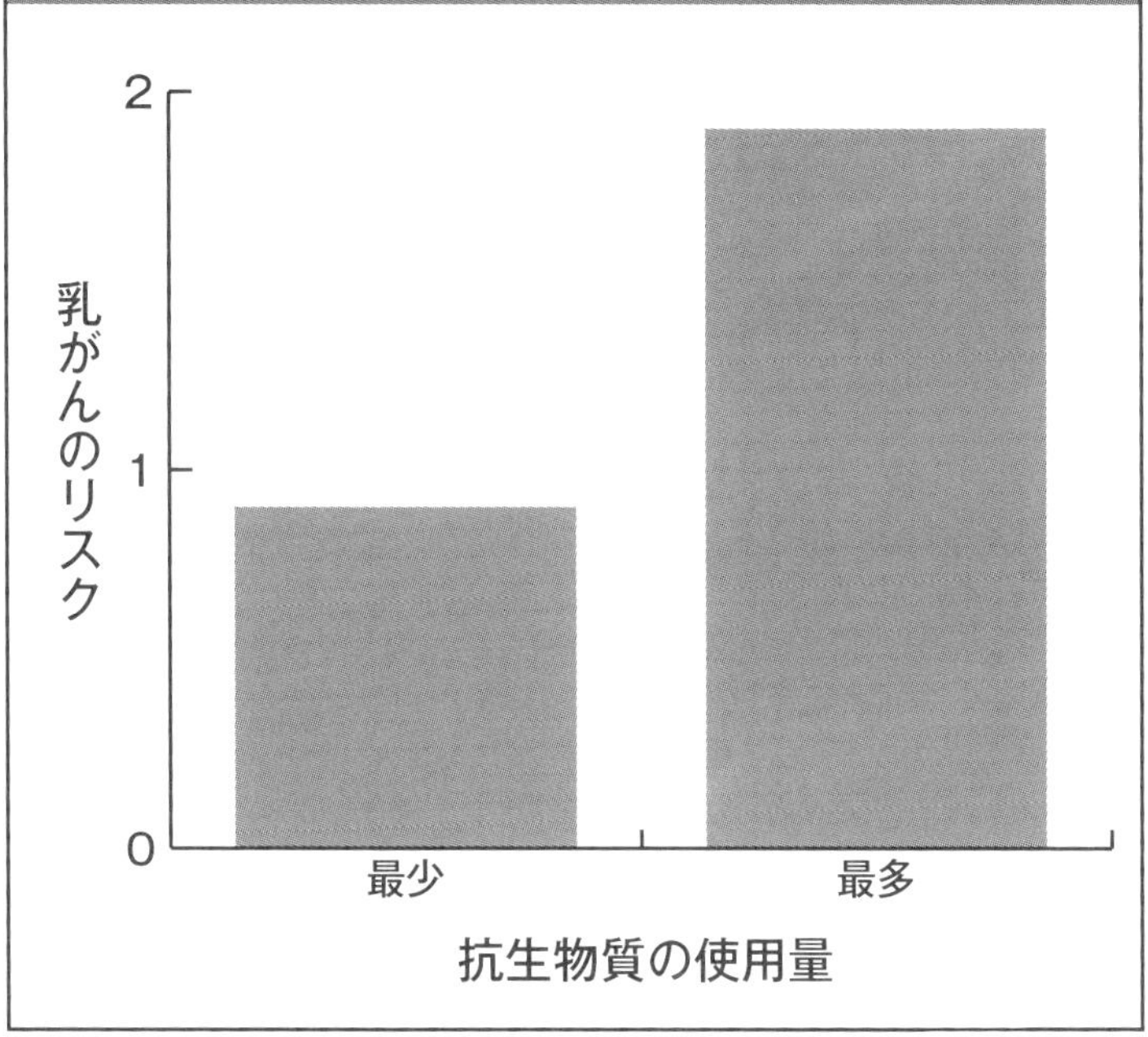

風邪をひいたという患者さんが「何か処方してほしい」という。私はいつも、それはいい解決法ではないと説明する。

もし患者さんが、とくに「抗生物質（ジスロマックなど）を出してください」という場合、この話をすることにしている。

大勢の患者グループから得たデータによると、この抗生物質の副作用には心臓の不整脈があり、使用すると心臓疾患による死亡リスクを増大させる[12]。

実際にこの関係をサウスカロライナ大学医学部の研究者たちが調査した結果、二〇一一年にこの抗生物質が処方された四千万件のうち半数は処方が不要で、しかも四千五百六十件の死亡につながった可能性がある[13]。

また、風邪の患者さんには、こうも伝えている。「風邪の症状は、抗生物質を服用しなければ一週間ほど続くでしょうが、もし服用したら七日しか続かないでしょうね」と。

この冗談は通じないことも多い。抗生物質の過剰摂取が危険だといくら知らせても、馬の耳に念仏の人もいるからだ。

自分や子どもに抗生物質が必要だと思ったとき、そのプラス面とマイナス面をしっかり比べていただきたい。

感染症は抗生物質で治療できることはいうまでもないが、それは医師が処方したとおりに正確に服用した場合の話だ。

しかし、それが抗生物質では治せない感染症の場合、腸内フローラの観点から見て細菌をどれほど〝救える〟のかを考えていただきたい。とくに成長途上の子どもの傷つきやすい体にとっては考慮すべきことだ。

最近わかったことだが、たとえば子どもの耳感染症の大半は、痛みや熱を緩和する投薬をすれば、ほんの数日で回復する。

二〇一〇年の『米国医師会雑誌』で小児科医のグループが、一般的なウイルスによる感染症への抗生物質の過剰使用に、警鐘を鳴らした[14]。

抗生物質の服用による副作用のリスクは、服用の効果よりも高い。しかも、たいていの場合、服用の効果はない。

抗生物質をくり返し服用すると、腸内フローラが乱され、それにより、若年期のぜん息や肥満から、将来の認知症に至るまで、さまざまな問題のリスクを高める。

すべてはつながっているのだ。

## ピル――「毎日、長く服用するもの」からの避けられない影響

避妊をしている女性は、世界中で何百万人にものぼる。

経口避妊薬、いわゆるピルは一九六〇年代に開発され、フェミニズム運動を支えるものの一つとして広く受け入れられた。しかしピルもまた、人体に直接影響をおよぼす合成ホルモンであり、必然的に腸内フローラにダメージを与える。

実質的には、どんな医薬品でも腸内フローラに多少の影響をおよぼすが、ピルのように毎日、さらに長期にわたって服用するものはもっとも油断がならない。

実際に、長期の服用（五年超）には、次のような結果が待っている。

・甲状腺ホルモンと循環テストステロンの分泌の減少
・インスリン耐性、酸化ストレス、炎症マーカーの上昇
・特定のビタミン、ミネラル、抗酸化物質の減少

代謝、免疫、神経、内分泌における腸内細菌の役割について、すでに説明してきたことを総合すれば、ピルという「やんちゃな小さな薬」から強い影響を受けることは不思議ではない。

ピルをそう呼ぶのは、ニューヨークの精神科医ケリー・ブローガン博士だ。ピルの使用でもっともよく見られる副作用は、気分障害と不安障害である。ピルが破壊するビタミンには$B_6$があり、脳の健康のカギとなる二つの物質、セロトニンとGABAをつくるのに欠かせないのが、ビタミン$B_6$である。

さらに最近、ピルは炎症性の腸の疾患、とくにクローン病のリスクを高めることがわかった。この病気は、大腸か小腸またはその両方の壁の炎症を特徴とする。[15] 腸壁の炎症が大きくなると、出血を起こす。

正確なメカニズムはまだ解明されていないが、今のところ、ホルモンが腸壁の透過性を変えるためだと考えられている。

結腸はエストロゲンなどのホルモンが与えられると、炎症を起こしやすくなることがわかっているからだ（またこれが、避妊をしている一部の女性が消化器系の問題を訴える理由ではないかとも考えられる）。

この腸壁の透過性が健康にとってどういう意味を持つか、これまでお読みいただいたとおりだ。
腸から流出する物質、とくに腸内細菌がつくった物質が、血流に侵入し、免疫系を刺激して、体の他の部位へと移動する。それには脳も含まれ、脳もダメージを受ける。

二〇一二年にボストンのマサチューセッツ総合病院のハーメッド・ハリリ博士らは、大規模なアメリカ看護師健康調査に参加した女性約二十三万三千人を一九七六年から二〇〇八年まで追跡調査した(16)。ピルを服用した経験のある人とない人を比較したところ、現在服用している人はクローン病の発症リスクが三倍近いことがわかった。

博士は、ピルを服用している女性で家族に炎症性腸疾患の病歴がある人は、その関係性を示す研究結果を知っておくべきだと警告している。

では、他に選択肢があるのだろうか?

先のブローガン博士は、自身の患者全員にピルの服用を中止してもらっている。代わりに、ホルモンに関係しない子宮内避妊器具や、基礎体温計で正確に体温を測定して排卵日を調べたり、コンドームを使用したりといったやり方をすすめているそうだ。

博士はこう述べている。

「薬物療法にはリスクはつきものです。本人がどんな環境因子や遺伝的因子を持っているか医師の側が知っておかないと、その人にとっての避妊薬の長所と短所を分析するのは困難です。

もしもリスクが最低限かゼロで、エビデンスにもとづく有益性が多少なりとも認められるような選択肢があるとしたら、それはもっと体にやさしく健康に近づける避妊法ということでしょう」[17]

## 非ステロイド性抗炎症薬（NSAID）——腸壁に大ダメージ

抗生物質とピルの次は「非ステロイド性抗炎症薬」をあげておかなくてはいけない。

かつてはイブプロフェンやナプロキセンなどの非ステロイド性抗炎症薬を二年以上服用している人は、アルツハイマー病やパーキンソン病の発症リスクが四〇％を超えて低下していると発表されたことがある[18]。

これらの病気が基本的に炎症性疾患であることを考えると、一見、理にかなっている。炎症を抑えれば、リスクを抑えられるということだ。

しかし、新しい研究結果が、この話には裏があることを明かそうとしている。これらの薬にはとくにグルテンが含まれる場合、腸壁にダメージを与えるリスクを高めることがわかったのだ。

スペインの研究者たちが、グルテン過敏症を発症しやすい遺伝子を持つマウスに、インドメタシンを投与した。この薬はリウマチ性関節炎の治療によく使われる、強い非ステロイド性抗炎症薬である。すると、腸管の透過性が顕著に高くなり、グルテンの害を増幅させたのだ。研究の結論として、こう記されている。

「腸壁に影響を与えるものは、グルテンへの過敏性を高める可能性がある」[19]

将来の研究がこの難問を解き明かしてくれると期待するが、今は、どうしても必要な場合以外は、こうした薬物の使用を避けることを強くおすすめしたい。

## 遺伝子組み換え食品――なぜか最近起こっていること

ここからは薬品を離れ、「遺伝子組み換え生物（GMO）」をとり上げるが、これが健康に影響をおよぼす可能性については、まだまだ研究が必要であることは、先にいっておかなくてはいけない。

遺伝子組み換え生物の人体への生物学的な影響についても、また、マイクロバイオームへの影響についても、同じことがいえる。

定義上、遺伝子組み換え生物とは、細菌やウイルス、植物、動物を含む他の生物のDNAを用いて、遺伝子的に操作した動植物である。

その結果生じる遺伝子の組み合わせは、自然界や従来の交配では発生しない。

今、代表的な遺伝子組み換え作物といえば、トウモロコシと大豆だろう（広義では、これらニつを含む全製品になる。従来の加工食品の八〇%にもおよぶ製品に遺伝子組み換え作物が入っていると推定されている）。

オーストラリア、日本、欧州連合（EU）諸国すべてを含む、世界六十カ国を超える国では、遺伝子組み換え作物の生産と販売が厳しく制限されるか完全に禁止されている。

しかし、アメリカではそうした作物は承認されているため、多くの人々はよりいい食品表示を求めて群がり、「実験作物」とも呼ばれる遺伝子組み換え作物を避けている。


ここにやっかいな問題が一つある。

「遺伝子組み換えは安全だ」と証明する研究の多くは、その作物をつくって現在利益をあげている会社が行なっていることだ。

ご想像のとおり、農家にとって最大の問題の一つは雑草が繁殖することである。そこで、雑草をいちいち手作業で除去しなくてもいい方策が編み出された。アメリカの農家は現在、作物に除草剤のグリホサート（ラウンドアップ®）を散布している。

そして、除草剤が作物まで枯らさないようにするために、除草剤に耐性を持つ遺伝子組み換えの種（たね）が使われているのだ。

農業界ではこうした種は、「ラウンドアップ®レディー」として知られている。

ラウンドアップ®レディーの遺伝子組み換え作物の種を使うことで、農家はこの除草剤を大量に使用できるようになった。

二〇一七年までに、農家は作物に百三十五万トンという驚異的な量のグリホサートを使うことになるだろうと推測されている[20]。

しかし、ここに問題が生じる。

グリホサートの残留物は、人間の健康への脅威だということだ。

とくに小麦生産では、作物の量や質を高めるために、収穫の数日前にグリホサートを畑に散布する。

グルテンへの過敏性とセリアック病発症率の上昇は、この除草剤の使用の増加が大きく影響している可能性があるのだ。

過去二十五年間のセリアック病発症率と、グリホサートが小麦に散布された量をグラフ化すると、連動するパターンが表われる[21]。

断っておくが、「相関関係」は「因果関係」を意味するものではない。

261ページのグラフは小麦に使用されたグリホサートの量（そしておそらく小麦製品を通して消費された量）と、セリアック病の発症率との関係を示しているように見えるが、グリホサートがセリアック病を発症させるとはいえない。

このデータだけでそう判断するのは誤った結論だ。

しかしそれでも、セリアック病発症率と食料供給におけるグリホサートの使用量が、並行して上昇しているのは注目に価する。

この関係には他にも多くのことが作用していると考えられ、セリアック病発症率の上昇を引き起こす環境因子は他にもあるかもしれない。

ただし、最近の研究から一つ明らかになっているのは、グリホサートが実際に腸内細菌に影響を与えるということである。

左のグラフは『ジャーナル・オブ・インターディシプリナリー・トキシコロジー』に二〇一三年に掲載されたもので、この論文を書いたマサチューセッツ工科大学のステファニー・セネフらは、体内のグリホサートの影響について、大きな警鐘を鳴らした（グリホサートでサトウキビを実らせることが、最近、中央アメリカの農業労働者に腎不全が急増している理由ではないかとまで論じている）[22]。

セネフたちが指摘したのは、人体に対するグリホサートの影響の中でも、腸内細菌がつくるシトクロムＰ４５０（ＣＹＰ）酵素を阻害することだ。

この酵素は体内で、異物である化学化合物の多くを解毒する大事なはたらきをする。

ＣＹＰ酵素が不足すると、腸壁が弱まり、有害な物質が血流に侵入しやすくなる。

食品中に残留するグリホサートの安全性に関して、セネフたちはその残留物が腸内細菌の組成をどのように変化させ、人間の体にどう悪影響をおよぼすかを明らかにした。

グリホサートには次のような害がある。

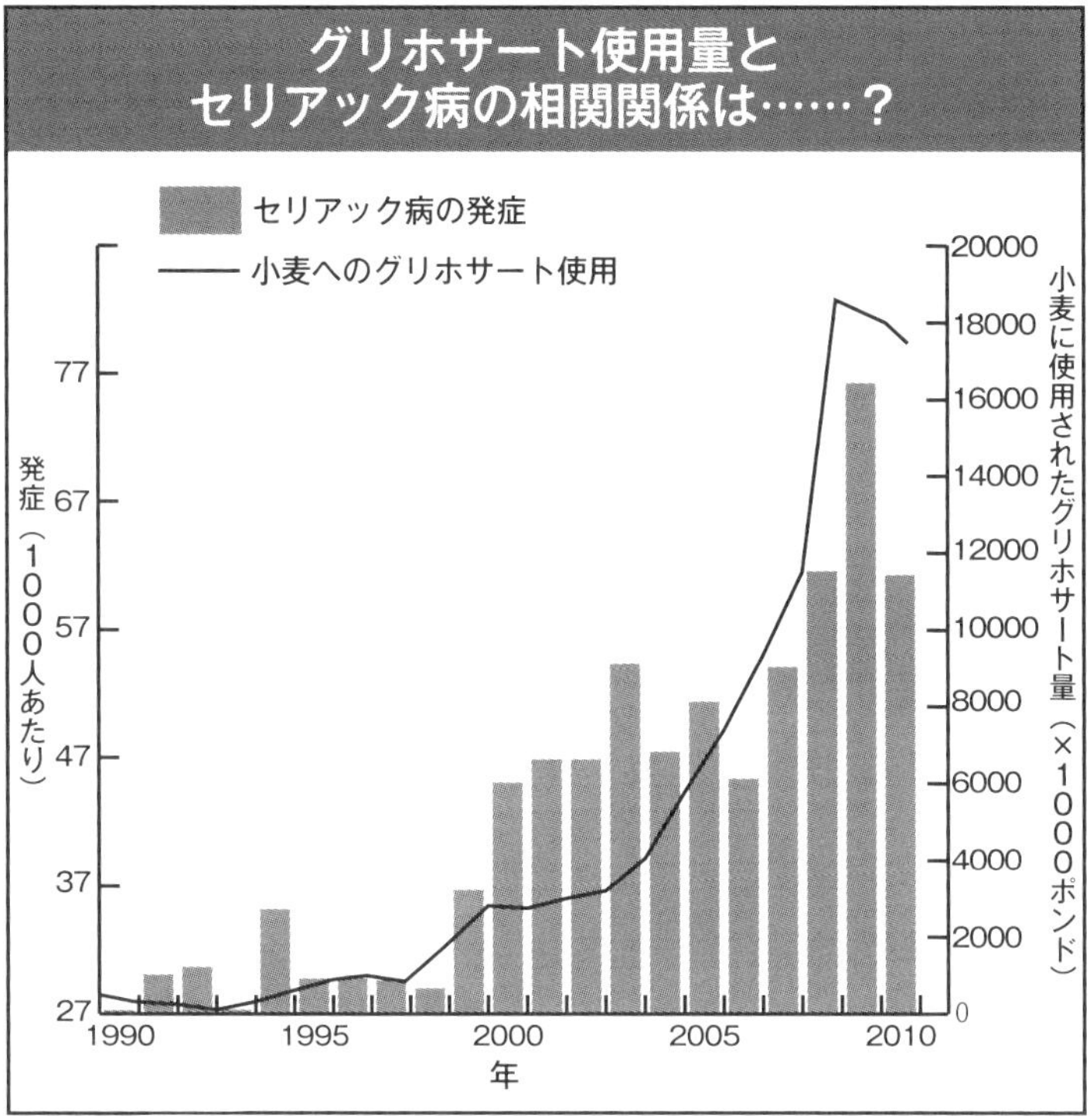
グリホサート使用量と
セリアック病の相関関係は……？
セリアック病の発症
小麦へのグリホサート使用
発症（1000人あたり）
77
67
57
47
37
27
小麦に使用されたグリホサート量（×1000ポンド）
20000
18000
16000
14000
12000
10000
8000
6000
4000
2000
0
1990
1995
2000
2005
2010
年

・人体が毒素を解毒する力を弱める
・脳の健康に重要なホルモンであるビタミンDの機能をそこなわせる
・鉄、コバルト、モリブデン、銅を枯渇させる
・トリプトファンおよびチロシン（タンパク質や神経伝達物質の生成に必要なアミノ酸）の合成を阻害する

この報告では、グリホサートとセリアック病との関係に焦点を当てている。

グリホサートに接触する魚が消化不良を起こし、それがセリアック病を連想させると詳述されている。

セリアック病が腸内細菌のバランスの乱れに関係していることはご存じのとおりで、それがグルテンへの過敏性を高めることにつながっている。

結論として、こう述べられている。

「世界各国の政府に対し、グリホサートに対する政策を再検討し、新しい法律を施行してグリホサートの使用を規制するよう強く求める」

## 環境化学物質——腸にどんな負荷があるかは誰も知らない

現在、世の中には数え切れないほどの合成化学物質が存在している。そして、その多くは私たちが触れ、呼吸し、肌に付着し、摂取するものの中にある。

そのため、先進国に住む人のほとんどが、空気や水、食物から摂取した何百種類にもおよぶ合成化学物質を、体内にも有している。

今や生まれたばかりの新生児の臍帯血(さいたいけつ)であっても、二百三十二種類の合成化学物質の痕跡が見られる。(23)

これらの合成化学物質の大半は、健康への影響がまだきちんと調査されていない。アメリカで過去三十年間に商業利用が認められた化学物質はこれだけある。

- 工業用化学物質　八万二千種類超
- 農薬成分　千種類
- 化粧品原料　三千種類

・食品添加物　九千種類
・医薬品　三千種類

合計で約十万種類におよぶ[24]。

これらのうちでアメリカ環境保護庁（ＥＰＡ）とアメリカ食品医薬品局（ＦＤＡ）が規制しているのはごく一部だ。

一九七六年に有害物質規制法（ＴＳＣＡ）が可決されたが、環境保護庁はこの有害物質規制法のリストにある八万四千種類の化学物質のうち、約二百種類しか安全性テストの実施を義務づけていない。

そして八万四千種類のうち、八百種類以上が、人間のホルモンに影響をおよぼす疑いがあるといわれている。

これまで専門家たちが何十年にもわたって、合成化学物質の安全性を調べ、健康との関係を検討してきた……と思いたいところだが、実はいわゆる「体内負荷量」を監視し始めたのはごく最近のことだ。

「体内負荷量」は血液、尿、臍帯血、母乳に含まれる毒素のレベルである。

現在、まだ合成の化学物質の大半は、人体への影響が十分に分析されていないため、これらの人体の生理機能、さらには腸内フローラへの有害性は明らかになっていない。確実な研究結果の裏づけが得られるまでは、ダメージがあるかもしれないと想定しておくのが賢明な態度だろう。

合成化学物質が有害であるかもしれない理由の一つは、「親油性」の傾向を持つことである。つまり、内分泌腺や脂肪組織に蓄積するということだ。

しかも、肝臓は処理能力以上の毒素が入ると、体から毒素を排出するはたらきが低下する。これが体全体のはたらきと腸内フローラの環境を変えてしまう。

現在、研究者たちが一番懸念しているのは、合成化学物質の多くは体内のエストロゲンを模倣するため、同時に多量のエストロゲンと接触することになることだ。

たとえば、どこにでも存在する合成化学物質である「ビスフェノールA（BPA）」を見てみよう。九三％を超える人が体内にこの物質の痕跡を持っている。[25]

BPAは一八九一年に初めてつくられ、二十世紀前半に合成エストロゲン薬として女性と動物に使用された。

月経関連、更年期障害、妊娠中のつわりの症状などの治療薬として処方され、また、畜牛の成長促進剤として農業用にも利用された。だがその後、がんを発症するリスクが明らかになり、使用が禁止された。

そのBPAに一九五〇年代後半、新たな活路が開けた。プラスチックの製造にBPAが使用されるようになったのだ。このプラスチックは材質が透明であるため、ガラスの代替品となり、強度が高いため、スチールの代替品としても使用できるものだった。

ほどなくBPAは電子機器、自動車、食品容器などにも使われるようになる。さらにその後、BPAは店のレシートから歯の詰め物まで、さまざまな用途で見られるようになった。

その結果、毎年何十万キロもの量のBPAが環境中に放出されている。

しかし一方で、プラスチックの食品容器に含まれるBPAがホルモンのバランスを乱すことが明らかになり、どのようなダメージを腸内細菌におよぼすかの研究が進められている。

BPAは特定の腸内細菌が分解できるため、人間の細胞への毒性は減少するという研究もあるが、私はそうした種類の細菌が増殖して、腸内のバランスが崩れる結果になることを懸念している。

BPAは、日常生活で接触する多くの化学物質のうちの一つにすぎない。今後、研究が進めば、BPAは身のまわりの製品や食品から姿を消すかもしれない。

だが、BPAと同様、他の合成化学物質が、今後も次から次へと開発され続ける。

## 農薬（殺虫剤など）と塩素——蓄積される毒物

われわれが現在、どれほど多くの合成化学物質と接触しているのか、また、どの物質が腸内細菌や細胞にとって有害なのか、正確に知ることはむずかしい。そうであっても、毒になりえるものに接触する機会を減らしておくほうがいいことはいうまでもない。

とくに避けるべきものは二つある。殺虫剤などの農薬と塩素である。

この二つは腸内細菌に有害な影響をおよぼすことがわかっている。さらに、ミトコンドリアにも極めて大きな毒となる。

現在、一般的に使われている殺虫剤とマイクロバイオームの変化の関係、そこから生じる代謝障害から脳疾患などへの影響を調べる研究が進められている。

二〇一一年に発表された韓国の研究者たちによる研究結果によると、細菌の一種であるメタン菌が、肥満の女性の腸内で異常に増殖していることがわかった。[26]

また、女性の血液中の有機塩素系殺虫剤を測定したところ、血中の殺虫剤の量と、肥満度と、腸内のメタン菌の量との関係に明確なパターンが見つかった。

血中の〝毒性〟が増せば、腸内の〝毒性〟も強くなる。

メタン菌の悪影響は肥満にかぎらず、歯周炎、大腸がん、大腸憩室症にもおよぶ。

農薬の毒性は非常に気にかかる。除草剤が関係している遺伝子組み換え食品を避けることがいかに重要かは、前項で述べたとおりである。


避けるべきものの二つ目は塩素だ。

水道水に含まれる化学物質、おもに残留塩素だが、これも腸内環境を壊す恐れがある。

塩素は殺菌性である。われわれがふだん使う水の中に、有害な細菌や、命を奪う恐れのある細菌が入っていることは誰も望まないだろう。

もし、先進国で現在当たり前だと思っていることが一つあるとすれば、それはきれいな水がいつでも手に入ることだ。

塩素には、水が原因の病気の発生を終結させた実績が広く認められている。

写真週刊誌の『ライフ』ではかつて、飲料用水の濾過と、塩素の使用を「おそらくこの千年で最大の公衆衛生の進歩」ともうたっていた。[27]

しかし、水道水はとかく過剰に処理される傾向がある。さらに、体内にとり入れられた塩素は有機化合物と反応して有毒な二次発生生物を生み、状態をより悪化させる。

金魚を水道水に入れて殺してしまった経験のある人なら、ご想像いただけるだろう。

環境中の毒素のもう一つの大きな問題は、私たち人間が、食物連鎖のピラミッドの頂点にいるということだ。生物濃縮と呼ばれる過程の結果として、肉類、乳製品、魚類を食べると、そうした有害物質とより多く接触してしまうことになる。

たとえば、メカジキなどの大型魚には、周囲の水よりも大幅に高い濃度の化学物質が蓄積されている。

地上では、多くの家畜が農薬のまかれた穀物を食べ、その有毒物質を、毒性の恐れのあるホルモン、抗生物質、その他、化学物質とともに脂肪に蓄積する。こうした製品を摂取することで、農業のプロセス全体で使われる合成化学物質をとり込むのである。

たとえ自宅に空気や水のフィルターを設置して、合成化学物質を含むあらゆる製品の使用を最小限にしたとしても、すべてをコントロールするのはむずかしい。

では、有害なものとの接触を制限するには、どうすればいいのだろうか。

# 第3部

# 腸から脳をもっと元気にする「実践プログラム」

Brain Maker

ここまで読み進めたみなさんは、体について、脳について、その二つが腸を通して複雑にかかわり合うはたらきについて、医師も含めて世界中の大半の人より、多くのことを学んでこられた。

早速、プロバイオティクス入りの食品を買いにいく人もいるだろう。毎日ヨーグルトを食べ始めた人、「腸にやさしい」種類の細菌が入った食品を探している人もいるかもしれない。

しかし、私が提案する作戦は、微に入り細に入り指示するものではない。よくあるダイエット本ではいつ何をするか、こと細かに決められているようだが、これから提供するアイデアは、自分のスタイルや好みに合わせて応用していただいてよい。自分の体と将来の健康を、自分でコントロールする力を身につけてもらうことが目的だからである。

食生活を変えるときは、自分に合ったペースで。急ぐ必要はない。

とはいえ、この作戦に早くとり組むほど、早く変化を感じ、結果が表われる。単に体内を健康に変えるだけではない。顔色もよくなり、お腹まわりもスッキリする。見た目だけではなく、気持ちや体力、物事の処理能力や達成感など、すべてが好転していく。

# 8章

# 気持ちのいい腸内環境をつくる「6つの食べ物・食べ方」

## わずか6日間でも腸内は健全になる

腸内フローラの機能不全や機能低下に陥ったとき、それを回復させるにはどのくらいの時間がかかるのかとよく聞かれる。

食生活を変えれば、個人差はあるが、中にはわずか六日間でも腸内フローラは大きく変化するという研究結果がある。それは、この章でとり上げるような食生活だ。

すべては現在の腸の状態と、どれだけ早くとり組めるかにかかっている。

最新の研究にもとづく、健康なマイクロバイオームをつくり、維持するための六つの基本的なカギをご紹介していこう。

## カギ1 「プロバイオティクス」が豊富な食品を選ぶ

「プロバイオティクス」とは、人体にいい影響を与える細菌が豊富なもののことだ。世界中にある発酵食品は、プロバイオティクスの供給源である。

発酵食品の起源はペルシャでワインがつくられた、七千年以上前にさかのぼる。中国では六千年前にキャベツを発酵させていた。

発酵のしくみは長く解明されていなかったが、健康にいいことは広く認識されていた。最近のように健康食品販売店でカプセル入りのプロバイオティクスが購入できるようになるずっと前から、人類はさまざまな発酵食品を楽しんできた。

たとえば、キムチは韓国の国民的料理とされている。通常は白菜やキュウリなどでつくられるが、他にも種類は豊富だ。

ザウアークラウトはキャベツを発酵させたものだが、現在でも中央ヨーロッパ全土で好まれている。さらに発酵乳製品といえばヨーグルトがあるが、これも昔から世界中で食されている。

では、発酵食品の何がそんなに特別なのだろうか。

発酵とは、糖などの炭水化物が、アルコールと二酸化炭素や有機酸に変わる代謝プロセスである。このプロセスには、酵母か細菌、またはその両方が必要だ。

発酵はこれらの細菌が酸素を失った状態で起きる。

十九世紀のフランスの生化学者のルイ・パスツールは、発酵の過程を「空気がない状態での呼吸」と説明した。

たとえば、ビールやワインの製造プロセスでの発酵に、なじみのある人もいるかもしれないが、パンの発酵もこれと同じ過程である。

酵母は糖を二酸化炭素に変換し、それがパンをふくれさせる（しかし、私はここではパンについて述べるつもりはない。そして当然、パンはプロバイオティクスではない）。


食品の多くをプロバイオティクスに変える発酵が、乳酸発酵である。

この発酵プロセスでは、良性の細菌が食品中の糖の分子を乳酸に変換しながら増殖する。そうしてできた乳酸はpH値の低い環境をつくってpH値の高い（アルカリ性の）有害な細菌を死滅させることで、発酵食品を病原菌の侵入から守るのだ。

ロシアの科学者イリヤ・メチニコフが乳酸桿菌を研究して、健康との関係を明らかにしたのは、二十世紀初頭になってからのことだ。

メチニコフは免疫学の父とされ、プロバイオティクス人気の父ともいえる。一九〇八年にノーベル生理学医学賞を受賞した。彼は先見の明があり、現在の免疫学を多方面にわたって予見している。

乳酸菌が人間の健康に有益であるという見方も、メチニコフが初めて提唱したものだ。

彼が乳酸菌に着目するきっかけとなったのは、ブルガリアの農民の寿命と、彼らの発酵乳製品の消費量の相関関係に気づいたことである。

そして、「発酵菌を培養したものを経口摂取すると、良性の細菌を腸に植えつけることができる」とまで述べている。[1][2] これが一世紀以上も前の言葉なのだから驚きだ。

メチニコフは、老化は腸内の有害な細菌が引き起こすもので、乳酸が寿命を延ばすと信じ、発酵乳を毎日飲んだ。

多くの著書を残し、中でも『Immunity in Infectious Diseases（感染症における免疫）』、『人の生と死　メチニコフの人性論』（新水社）、『長寿の研究　楽観論者のエッセイ』（幸書房）の三冊はその先進性が高く評価されている。

この中で、著しく長寿の人々が、発酵食品とケフィアと呼ばれる細菌の培養物を常食していたことを詳細に記し、健康で活動的な百歳以上の人たちを多く観察して記録している。

有益な細菌を〝プロバイオティクス〟と名づけたのはメチニコフである。

彼の研究に刺激を受けた二十世紀の日本の微生物学者、代田稔（しろたみのる）が、細菌と腸の健康の因果関係を研究した。

代田博士の研究により、ケフィアなどの発酵乳飲料（プロバイオティクス）がやがて世界中の市場に出回るようになった。

科学界がようやくメチニコフの理論に追いついたのだ。

ここではおもな発酵食品をあげておく。中にはすでに紹介したものもある。

・**生菌入りヨーグルト**……近ごろは、さまざまなブランドのヨーグルトが乳製品コーナーにあふれているが、どれを選ぶかは注意が必要だ。砂糖や人工甘味料、香料がたっぷり入っているものもあるので、ラベルの成分表示をよく見たほうがよい。乳製品に過敏な人には、ココナッツヨーグルトがおすすめだ。これは乳製品を避けながら食生活に酵素とプロバイオティクスを豊富にとり入れられる。

・**ケフィア**……ヨーグルトによく似た発酵乳製品である。ケフィアの〝種（たね）〟（酵母と細菌の複合菌）と、ヤギ乳を混ぜ合わせた特殊な食べ物だ。
ヤギ乳は乳酸桿菌やビフィズス菌、それに抗酸化物質が豊富である。乳製品や乳糖に過敏な人は、乳製品ではないココナッツケフィアでも、おいしくて健康にいい。

・**キムチ**……有益な細菌が摂取できる上に、カルシウム、鉄、ベータカロチン、ビタミンA、C、$B_1$、$B_2$が豊富である。唯一の難点は、辛いものが苦手な人もいるということだ。辛いものが好きな人には、最高のプロバイオティクスになる。

・**ザウアークラウト**……キャベツを発酵させたもので、健康な腸内細菌の燃料になるだけでなく、コリンを含む。コリンは、中枢神経系を介して脳からの指令を適切に伝達するために必要な化学物質だ。

・**ピクルス**……プロバイオティクスの中で、もっとも基本的な天然のプロバイオティクス。妊婦の多くがピクルスを欲しがるのも無理はない。

また、ピクルスにすると、ふつうの果物や野菜、たとえばニンジンも特別なものになる。自分でつくるときも、できたものを買うときも、プロバイオティクスの恩恵は酢漬けではなく、塩水に漬けた低温殺菌していないものでしか受けられないことに注意してほしい。

・**紅茶キノコのお茶（コンブチャ）**……何世紀にもわたって飲まれてきた発酵紅茶だ。発泡性があり、冷やして飲まれることが多く、エネルギーを高め、ダイエットにも効果があるとされている。

・**テンペ**……インドネシアが発祥の、大豆などをテンペ菌で発酵させたもので、「インドネシアの納豆」などと呼ばれることもある。肉の代用としてテンペを食べる人が、とくにベジタリアンに多い。タンパク質としても完璧であり、すべてのアミノ酸を含み、ビタミン$B_{12}$も多い。

私自身は大豆製品はあまり好まないが、少量のテンペなら食べられる。細かく切ってサラダに散らすといい。

・**発酵調味料**……信じられないかもしれないが、乳発酵させたマヨネーズやマスタード、西洋わさび、サルサ、サラダドレッシングなどは自分でつくることができる。サワークリームは、厳密には発酵乳製品といえるが、製造過程でプロバイオティクスが力を失いやすい。だが、メーカーによっては製造過程の最後に生菌を加えている場合がある。こうしたブランドを探してみればいい。

・**発酵した肉、魚、卵**……コーンビーフやイワシ漬け、発酵ゆで卵などもある。

これらの料理や食品を、店頭で買う場合は気をつけて選んでほしい。砂糖や化学物質を使った保存料、着色料が添加されていないだろうか。それにオーガニックの製品が理想的だ。

## カギ2 「プレバイオティクス」が豊富な食品を選ぶ

健康なマイクロバイオームをつくるカギ2は「プレバイオティクス」だ。カギ1の「プロバイオティクス」とは違う。

プレバイオティクスは、腸内細菌が好んでエサにし、その成長や活動のエネルギーになるもので、特定の食品から簡単に摂取できる。

プレバイオティクスとされる炭水化物を一〇〇グラム摂取するごとに、三〇グラムもの細菌が生まれると推定されている。

腸内に善玉菌がいる利点の一つは、繊維質の豊富な食物を摂取すると、細菌がそれを代謝に使うことだ。このはたらきがなければ消化不良を起こしてしまう。

消化できない食べ物を腸内細菌が代謝してくれることで、腸内細菌は健康維持に役立つ短鎖脂肪酸を生成する。

短鎖脂肪酸はナトリウムと水分の吸収を調整し、大事なミネラルやカルシウムを吸収する力を高める。

また、腸内のpHを効果的に下げて、病原菌やダメージを与える細菌の成長を阻害する。さらに免疫機能を高めるのだ。

プレバイオティクスには、定義上、三つの特徴が求められる。

第一に、非消化性でなければならない。胃酸にも酵素にも分解されずに胃を通過しなければならないということだ。

第二に、腸内細菌が発酵または代謝できるものでなければならない。

そして第三に、そのはたらきが健康にいいものでなければならない。

食物繊維が腸内の健康な細菌の成長に与える影響は、非常に大きい。

プレバイオティクスを多く含む食品は、有史以前から人間の食生活の一端をになってきた。遠い過去に狩猟や採集をしていた祖先たちは、繊維の一種であるイヌリンを一日一三五グラムほど摂取していたと推測されている[3]。

プレバイオティクスはさまざまな食物に自然に含まれる。ニンニク、タマネギ、西洋ネギ、チコリ、キクイモなどだ。

プレバイオティクスには、他にもさまざまな恩恵が数多くあることが解明されている[4]。

・下痢や呼吸障害を伴う発熱性の疾患を減少させ、また、幼児に投与する抗生物質の量を減らすことができる。
・炎症性腸疾患における炎症を軽減して、大腸がんを防ぐ。
・カルシウム、マグネシウム、鉄など、体内のミネラルの吸収を高める（ある研究では、一日わずか八グラムのプレバイオティクスの摂取で、体内のカルシウムの吸収に大きな効果があり、骨密度が上昇することがわかっている）。
・おもに炎症を抑えることで、心血管疾患のリスク因子を低下させる。
・満腹感や飽満感を促進するため、肥満を防止し、ダイエットになる（プレバイオティクスは食欲に関係するホルモンに影響を与える。プレバイオティクスをとると、食欲をうながすホルモン、グレリンの分泌が減少するという研究結果がある。また、イヌリンのようなプレバイオティクスが、フィルミクテス門とバクテロイデス門の比率を劇的に改善することがわかっている）。
・糖化を抑えることにより、フリーラジカルの増加、炎症の発生、インスリン抵抗性の低下を防ぎ、また、それによる腸壁の不安定化を防ぐ。

アメリカ人は全般的に、十分なプレバイオティクスを摂取していない。

食品からでもサプリメントでも、その組み合わせでも、毎日一二グラムの摂取を目指すことをおすすめする。次の食品は天然のプレバイオティクスを多く含んでいる。

・生のニンニク
・生の西洋ネギ
・生のタマネギ
・調理したタマネギ
・生のアスパラガス
・アカシアガム（アラビアゴム）
・生のチコリの根
・生のキクイモ
・生のタンポポの葉

## カギ3　炭水化物を減らし、良質の脂肪をとる

私たちの祖先は野生動物や季節の野菜、たまにとれる果実を食料としてきた。

しかし、現代人の食生活は穀物と炭水化物が中心である。その多くに、腸を破壊し、腸内フローラに損傷を与え、やがて脳にまで影響をおよぼすグルテンが含まれている。

穀物や炭水化物の過剰な摂取は毒になる。理由は、血糖を上昇させるからだが、その度合いは肉や魚、野菜などの比ではない。糖分をとればそれだけ、たとえ人工甘味料であっても、腸内フローラは病んでいくのだ。

現代人の寿命は延びたが、健康なまま長生きになったわけではない。老年期に発症しやすい疾患の予防や治療ができずにいる。

過去一世紀のあいだに食生活が変わったことが現代病の多くの原因であることは、私にははっきりわかる。

かつての〈高脂肪、高繊維、低炭水化物〉の食事が、〈低脂肪、低繊維、高炭水化物〉の食生活へと移行するのに伴って、脳にかかわる慢性疾患をわずらうようになったのだ。

現代人の脳とはいえ、どんなにかしこくても、何万年も前に生まれた古代の祖先の脳と、さほど違いはない。どちらも脂質と糖質の高い食物を求めている。これは生き残るための原則的なメカニズムだ。

洞穴に住んでいた祖先は、食料を求めて長い時間をかけて狩りをし、肉（高脂質）、魚、ときには植物からの天然の糖、季節によっては果物も食べていた。

ところが現代では、加工された脂肪と糖がいくらでもすぐに手に入る。

もうおわかりだろう。糖質が多く繊維質が少ない食生活は、よくない細菌にエサを与え、腸管の透過性を増し、ミトコンドリアにダメージを与え、免疫系を弱め、炎症を拡大して脳にまで到達する。これがまた悪循環を呼び、細菌のバランスをさらに破壊する。

前著『「いつものパン」があなたを殺す』の基盤にある考えは、人間の代謝の燃料には、炭水化物ではなく、脂質が望ましいこと、そしてそれが人間の進化の過程でも変わらなかったということだ。

ちなみに、〝高コレステロール〟食品は健康に悪いとして、気にする人も多いが、その説は間違っている。

アメリカで行なわれた研究での最高峰の一つと評価されている、フラミンガム心臓研究によって、各種疾患の特定のリスク因子が明らかになった。

もともとは心臓疾患に影響する共通の因子や特徴を調べる研究だったが、その後、脳に関係するものなど、多様な疾患のリスク因子も示した。

この研究から派生したものの中に、二〇〇〇年代半ばのボストン大学の研究者たちの研究がある。

総コレステロール値と認知能力の関係を調査したものだ。

対象者は男性七百八十九人、女性千百五人。研究開始当初、認知症や心臓発作のある人はおらず、その後十六〜十八年にわたって追跡調査した。

四年から六年ごとに認知能力テストを実施し、記憶力、学習能力、概念形成能力、集中力、注意力、抽象的思考力、体系的思考力などを調査した。これらはすべてアルツハイマー病の人では低下している能力である。

二〇〇五年に発表された研究報告書にはこう記されている。

「総コレステロール値の自然な状態での低下は、認知機能の低下と関係している。認知機能には高い抽象的思考力、注意・集中力、言葉のなめらかさ、思考の実行力が要求される[5]」

つまり、コレステロール値が高い人は、コレステロール値が低い人より認知テストの点数が高かったのだ。脳との関係についていえば、コレステロールには脳を守る因子があるといえる。

その後の最新研究は、常識をさらにくつがえしていく。

心臓発作のおもな原因である冠動脈疾患は、高コレステロールよりも、むしろ炎症が関係していると考えられる。

その理由は、コレステロールが神経細胞の機能に必須である、脳の栄養素であることと関連する。


コレステロールはまた、細胞膜を構築する基礎をになう。

さらに、抗酸化作用があり、ビタミンDや、ステロイドに関係するホルモン（たとえば、テストステロンやエストロゲンのような性ホルモン）などの前駆体でもある。

脳は燃料源であるコレステロールを必要とするが、神経細胞じたいはコレステロールを大量に生成することはできない。そこで、低密度リポタンパク質（ＬＤＬ）と呼ばれる、特別なタンパク質により血流から運ばれてくるコレステロールに依存しているのだ。ＬＤＬは一般に「悪玉コレステロール」と呼ばれて悪者あつかいされるものと同じタンパク質だ。

だが、そもそもコレステロール分子ではないＬＤＬには、なにも悪いところはない。血液から脳の神経細胞へ、命を支えるコレステロールを運ぶ役割をになっている。

最新の研究ではどれも、コレステロール値が低いということは、すなわち脳がうまく機能していないことだとわかってきた。

コレステロール値の低い人は、うつ病から認知症までの神経性疾患のリスクが高い。

たとえば、アルツハイマー病患者の脳と、健康な人の脳の脂肪含有量の違いを調べた、初めての研究の一つが、デンマークの研究者たちによって一九九八年に発表された。

死亡患者を調査したところ、アルツハイマー病患者は、患者でない人よりも、脳脊髄液中の脂肪、とくにコレステロールと遊離脂肪酸が大幅に減少していることがわかった。[6]

これはアルツハイマー病患者が欠陥遺伝子のＡｐｏＥ４（アルツハイマー病発症の原因になる遺伝子）を持っていたかどうかにかかわらず、同じ結果であった。

『米国医師会雑誌』に二〇一二年に掲載された研究はとくに注目に値する。[7]

この研究は、ハーバード大学の研究者たちが、太めの人と肥満症の青年期の被験者グループに、三種類の一般的な食事を食べてもらい、その効果を調べたものだ。

被験者はそれぞれ、①～③の三種類のうちの一種類の食事を一カ月食べ続けた。

①「低脂肪」の食事（摂取カロリーのうち炭水化物六〇％、脂肪二〇％、タンパク質二〇％）

②「低血糖」の食事（炭水化物四〇%、脂肪四〇%、タンパク質二〇%）
③「低炭水化物」の食事（炭水化物一〇%、脂肪六〇%、タンパク質三〇%）

総カロリーは同じだが、結果に明らかな違いが表われた。③の「低炭水化物で高脂肪」食のグループが、もっともカロリーを燃焼したのだ。

四週間の実験期間中、被験者のインスリン感受性も測定した。すると③の「低炭水化物」食のグループは、インスリン感受性にもっとも大きい改善が見られ、これは①の「低脂肪」食の二倍近かった。さらに①の「低脂肪」食のグループは血液成分に変化が見られ、そのせいで体重が増加しやすいことがわかった。

太らない体でいるために最適な食事、さらに、太りすぎと神経疾患の関係を鑑みれば、脳疾患のリスクを抑えるのに最適なのは、「低炭水化物で高脂肪の食事」なのである。

血糖値をバランスよく保つ食事は、腸内細菌のバランスも保つ。

天然の果物や野菜からの繊維質に富んだ食事は、善玉菌にエサを与え、短鎖脂肪酸の適切なバランスを生み、腸壁を守る。

グルテンを含まない食事は、腸内の環境をさらによくし、脳の機能も改善する。本質的に、抗炎症性の食事は、腸や脳にもいい食事なのだ。

具体的にどんな材料を使えばいいのだろうか？

メインディッシュはおもに、土で育った繊維の多い果物や野菜、サイドディッシュはタンパク質だ。

低炭水化物ダイエットといえば、肉をはじめ、タンパク質をたっぷりとる食事法だと考える人が多い。

実はその反対で、理想的な食事は、野菜が多く（一皿分の三分の二）、タンパク質は八五グラムから一一五グラムまでである。

肉や食肉加工品はあくまでサイドディッシュで、メインにはしない。

脂肪はタンパク質に自然に含まれるものや、タンパク質の料理や野菜を調理するときのバターやオリーブオイルなど、それにナッツや種（シード）から摂取する。

食材選びに気をつけさえすれば、体本来の食欲が適度にはたらき、体とエネルギーに必要な適量を欲するようになり、無理せずやせられる。

《マイクロバイオームを健全にする食品》

- **野菜**：青菜、レタス、ホウレンソウ、ブロッコリー、ケール、キャベツ、タマネギ、カリフラワー、芽キャベツ、アーティチョーク、アルファルファもやし、サヤインゲン、セロリ、チンゲンサイ、ラディッシュ、クレソン、カブ、アスパラガス、ニンニク、西洋ネギ、エシャロット、ワケギ、ショウガ、パセリ、キノコ
- **低糖の実**：アボカド、ピーマン、キュウリ、トマト、ズッキーニ、カボチャ、ナス、レモン、ライム
- **発酵食品**：ヨーグルト、果物や野菜のピクルス、キムチ、ザウアークラウト、発酵させた肉・魚・卵（275ページのカギ1を参照）
- **体にいい脂肪**：エキストラ・バージン・オリーブオイル、ゴマ油、ココナッツオイル、放牧で飼育された動物の脂、オーガニックまたは放牧で育った動物のバター、アーモンドミルク、アボカド、ナッツ、木の実バター、チーズ（ブルーチーズを除く）、種（アマニ、ヒマワリ、カボチャ、ゴマ、チアシード）

・**タンパク質**：全卵、天然魚（サケ、ギンダラ、シイラ、ハタ、ニシン、マス、イワシ）、貝・甲殻類（エビ、カニ、ロブスター、ムール貝、カキ）、放牧で育った動物の肉（牛肉、豚肉、子羊肉）、家禽（鶏肉、カモ）、野生の動物

・**ハーブ、調味料、香辛料**：マスタード、西洋ワサビ、サルサソース（グルテン、小麦、大豆、砂糖が含まれていないもの）、ハーブと調味料に制限はない（ただしケチャップとはお別れ。また、小麦や大豆の加工処理工場でつくられた製品には注意）

次にあげるものは、適度にとることができる（「適度」とは、これらの食材を一日一回少量、できれば週に二、三回だけにすることだ）。

・**ニンジン**

・**牛乳とクリーム**：料理、コーヒー、紅茶に、たまに用いる

・**マメ科植物**：豆、ヒラマメ、エンドウ。フムス（ヒヨコマメでつくる）も食べていい

・**グルテンが含まれていない穀物**：ソバ、米（玄米、白米、野生米）、雑穀、オート麦（天然のオート麦はグルテンを含まないが、小麦もあつかう製粉所で加工処理されたためにグルテンがついていることがある。グルテンが含まれていないことが保証されないものは避

ける）

・**甘味料**：天然のステビア、チョコレート（チョコレートについては次項の[カギ4]を参照）

・**天然の果実**：ベリー類が一番いい。甘みの強い果実（アプリコット、マンゴー、メロン、パパイヤ、プルーン、パイナップルなど）には用心する

なるべくオーガニックで、遺伝子組み換えでない、グルテンフリーの食品を選ぶこと。食肉は、抗生物質が使われていないもの、放牧のもの、一〇〇％オーガニックがベスト。

魚の場合は、天然のものを選ぶと、養殖よりも毒素の含有量が少ない（資源に悪影響を与えない漁法によるもので、毒素が少ない魚のリストが、モントレーベイ水族館のシーフード・ウォッチ〈Seafood Watch〉のホームページに掲載されている　www.seafoodwatch.org）。

また、「グルテンフリー」と表示された製品でも、使われている原料が加工されていて栄養素が少ないものに注意すること。

できればグルテンを除去した食品ではなく、もともとグルテンを含まない食品を選ぶことである。

## カギ4 ワイン、紅茶、コーヒー、チョコレートを楽しむ

ワイン、コーヒー、チョコレートは適量を、紅茶はお好きなだけ楽しんでいただきたい。

これらには腸内細菌の健康を支える最高の「天然薬」が含まれているのだ。

植物は、外敵などの攻撃から身を守るために、抗酸化物質のポリフェノールの一種、フラボノールを生成する。

これは人間の食べ物にもっとも豊富に含まれる、強力な抗酸化物質だ。

心血管疾患、骨粗しょう症、がん、糖尿病、または神経変性疾患の予防における、ポリフェノールは詳細な研究が進められている。

食事にポリフェノールを加えると、酸化ストレスのマーカーが大幅に減少し、神経疾患のリスクが低下するという複数の研究結果がある。

食物から摂取できるおもなポリフェノール源は、果物や野菜と、コーヒー、赤ワイン、紅茶などの植物由来の飲料、それにチョコレートだ。

紅茶に含まれるポリフェノールは腸内フローラの多様性にいい効果があることが研究されている[8]。ビフィズス菌を増加させ、これが腸の透過性を安定させることが示されている。紅茶に抗炎症性の特性があるのは、これが理由ではないかといわれている[9]。緑茶も同じようにビフィズス菌を増やし、同時に有害なクロストリジウム種を抑えることがわかっている[10]。これらの植物由来の化合物は、プレバイオティクスのような作用をして、善玉菌のエサになるとされている。

別の例では、イタリアの研究者たちが、軽度認知障害の高齢者を対象とした研究で、ココアやチョコレートから摂取したフラボノールの量がもっとも多かった人が、インスリン感受性と血圧を著しく改善させていると証明した[11]。

他の研究結果でも、フラボノールを摂取すると脳への血流が大きく改善することにつながると示された[12][13]。

これは重要な発見だ。新しい研究の多くから、認知症患者は脳への血流が少ないことがわかっているためだ。

チョコレートと同様、コーヒーも健康にいいことがわかり、ここ数年、改めて見直されている。

コーヒーの利点はいくつか前述したが、フィルミクテス門とバクテロイデス門の比率を維持し、抗炎症効果、抗酸化効果もある。

しかもコーヒーは特定の遺伝子経路(Nrf2遺伝子経路)を刺激する。この経路が刺激されると体が防御反応で抗酸化物質を多くつくり、炎症を抑え、解毒作用を高めるのだ。

他にこの経路を活性化させるものとしては、チョコレート、緑茶、ターメリック(ウコン)、赤ワインに含まれるレスベラトロールがある。

私の周囲の人々は、私が好んでグラス一杯の赤ワインを飲むのを知っている。実際に、一日グラス一杯の赤ワインは健康にいい。

ブドウに含まれる天然の化合物は、老化プロセスを遅らせ、脳への血流を高め、心臓の健康をうながし、脂肪細胞の発達を阻害して抑制する。

また、腸内細菌にもいい効果がある(腸内細菌もワインが好きなのだ!)。

スペインの研究者たちは、炎症や腸管の透過性が、赤ワインを適度に(一日にグラス一～二杯)飲む人では、劇的に減少していることを発見した[14]。

また、糞便中の細菌の構成を分析したところ、ビフィズス菌が大幅に増加していることがわかった。

さらに、赤ワインには腸内細菌が大好きなポリフェノールが豊富に含まれている。

ただし、飲みすぎにはご用心。女性は一日にグラス一杯、男性でも二杯までにしておきたい。

## カギ5　水道水は濾過して飲む

先にあげたように、水道水に含まれる塩素なども腸を壊す化学物質である。この弊害を避けるため、浄水器をおすすめする。

フィルターつきのピッチャーから、シンクの下にとりつけるタイプまでさまざまだが、家の事情や予算によって選んでいただければいい。

フィルターを購入するときは、塩素や他の汚染物質を除去するものを選ぶ。自宅が賃貸や共同住宅の場合は制限があるかもしれないが、蛇口にフィルターを設置するか、フィルターつきのピッチャーを使うだけでも効果的である。

どんなフィルターを選んでも、こまめにとり替えること。汚染物質が堆積すると、フィルターの効果が低下し、フィルターを通った水に化学物質が戻ってしまうようなことにもなりかねない。

また、バスルームのシャワーヘッドにもフィルターを設置することを検討しよう。シャワーの濾過装置はどこでも手に入り、それほど高価なものではない。

コラム

## 化学物質との接触を減らすヒント

この章でとり上げた食事は、腸内フローラや健康な脳のはたらきを乱す環境化学物質との不必要な接触から、自分自身をできるかぎり守っていくためにある。食材選びには、次のポイントも頭に入れておきたい。

・「地産地消」を心がける。殺虫剤や除草剤を最小限に抑えてつくられている地元の食材を選ぼう。最寄りのファーマーズマーケット（農産物直売所）をチェックして、そこから買うのもいい。

・缶詰、加工品、でき合いの惣菜は最小限に抑える。缶詰に使われる缶は、内側にBPA（合成化学物質ビスフェノールA）を含んだコーティングが施されていることが多い。
加工食品には添加物、保存料、着色料、化学物質の香味料などの人工的な成分が含まれる。つくって売られている惣菜は、材料に何が使われているか正確に把握するのがむずかしい。

ゼロから自分で調理すれば材料がはっきりわかるが、そのときにもフッ素樹脂加工のフライパンや調理器具を使わないように。フッ素樹脂コーティングされた調理器具には、アメリカ環境保護庁が発がん性物質に指定するパーフルオロオクタン酸（ＰＦＯＡ）が含まれている。

・食品をプラスチック容器に入れて電子レンジで加熱しないこと。プラスチックが有害な化学物質を放出し、食品が吸収する恐れがある。電子レンジで加熱するときは食品をガラスの容器に入れること。

・食品をプラスチック容器やポリ塩化ビニル（ＰＶＣ）製のラップで保存しないこと。

・プラスチック製の水筒は使わないこと（少なくとも〝ＰＣ〟表示のポリカーボネート製のものや、その他の石油製品と表示されているものは避ける）。再利用可能な食品用ステンレス製かガラス製のものにすること。

・自宅をよく換気し、可能であればＨＥＰＡ（家庭用の空気清浄機についているものとしては最高性能とされている）の空気フィルターをとりつけること。エアコンや暖房器具のフィルターは三～六カ月ごとに交換すること。ダクトを毎年清掃すること。消臭スプレーや、コンセントにつなぐ室内芳香剤の使用を避けること。

・HEPAフィルターつきの掃除機で、ほこりやゴミを除去すること。細かいゴミは目に見えず臭わないかもしれないが、家具や電化製品、布などから出ることがある。

・家庭用品は、合成化学物質を含まないものに徐々に交換すること。トイレ用品、消臭用品、石鹸、美容製品については、現在あるものを使い切ったら、次に購入するときにブランドを変える。オーガニックのものや、より安全な商品を選ぼう。非営利の自然保護団体「エンバイロンメンタル・ワーキンググループ」のホームページ(www.ewg.org)で、どんなブランドを選べばいいか、情報がチェックできる。

・環境中の有害物質を自然に除去してくれる植物を、できるだけ多く家に置くこと。アロエベラ、菊、ガーベラ、スパイダーリリー、ボストンタマシダ、セイヨウキヅタ、フィロデンドロンなどがある。

## カギ6　季節ごとに断食する

人間の体には、飢餓のときに脂肪を変換して生命維持の燃料にする、という大事なメカニズムがある。

脂肪を分解してケトン体と呼ばれる特別な分子をつくるのだが、その一つであるβ（ベータ）ヒドロキシ酪酸（βＨＢＡ）はとくに脳の燃料として優れている。

ときどき断食をするメリットはここにある。前著『「いつものパン」があなたを殺す』でもくわしく述べた。

ココナッツオイルを食事に加えるだけで得られるβＨＢＡは、抗酸化機能を高め、ミトコンドリアを増やし、新しい脳細胞の成長を促進することが研究結果からわかっている。

ミトコンドリアの健康や増殖を助けるものなら、なんでも脳の健康にいいことはご存じのとおりだ。ミトコンドリアもマイクロバイオームの一部なのだ。

コーヒーの効用のところで、Ｎｒｆ２遺伝子経路については述べたが、これが活性化すると抗酸化作用と解毒作用を劇的に高め、炎症を抑える。

この遺伝子経路はミトコンドリアの成長をうながすはたらきも大きいが、この経路にスイッチを入れるのは断食である。

また、前述したアポトーシスと呼ばれる化学反応のプロセスも、断食の効果とつながっている。

アメリカ国立老化研究所のマーク・マットソン博士は食生活、とくにカロリー制限の神経保護における役割を調べた。

カロリー制限がアポトーシスを最小限に抑え、ミトコンドリアのエネルギー生産力を高め、ミトコンドリアによるフリーラジカルの生成を減少させることで、神経を保護するという研究だった。

これは三千年以上前に『ヴェーダ』（インドで編纂された宗教文書）に医学的見地から書かれた断食の効果を科学的に裏づけるものである。

確かにカロリーの摂取を抑えることが老化を遅らせ、老化に関係する慢性疾患を減らし、寿命を延ばすことは、何世紀も前からいわれている。だが、そうした話に科学が追いついて証明したのはごく最近のことだ[15][16]。

毎日実行するのはつらいが、一年のうち、定期的に二十四～七十二時間の完全な食事制限をする方法なら、とり組みやすいのではないか。

さらに、断食はミトコンドリアの健康や機能を高める以上の効果がある。研究でようやくわかってきたことだが、カロリー制限は腸内細菌を変え、その健康への恩恵に効果が期待できるのだ。

二〇一三年に『ネイチャー』に掲載された研究では、カロリー制限は、寿命を延ばすことに関係する細菌を増殖させ、寿命に悪影響のある細菌を減少させることを示した[17]。

この論文にはこう記されている。

「カロリー制限下にある動物は、腸内フローラの組成が整い、これが体の健康に有益にはたらく（後略）」

これらの研究ではカロリー制限に着目しているが、断食も健康には同等に有益で、多くの人にとっては断食のほうが実践的だと思う。

私のやり方は簡単だ。二十四時間食べないが、水はたくさん飲む（カフェインは避ける）。薬を服用しているなら、もちろん服用を続ける（糖尿尿の薬の場合は、まず医師に相談すること）。

さらに健康増進のため断食をしたい人は、七十二時間の断食を試してみるのもいい（ただし健康状態に問題のある人は、医師に相談すること）。

年に四回以上の実施をおすすめする。季節の変わり目（たとえば九月、十二月、三月、六月の最終週）に行なうことにすれば、続けていきやすい。

マイクロバイオームは私たちの環境に応じて絶えず変化していく。

呼吸する空気、触れる相手、服用する薬、接触する汚れや細菌、摂取する食物、さらには思考にまで応じて変化する。

自然分娩で生まれ、六カ月以上、母乳を与えられて育ったとしても、現在マイクロバイオームが健康だということではない。

同様に、帝王切開で生まれ、人工栄養で育っても、健康管理を続け、イキイキと人生を謳歌している人もいる。どちらもありえるのだ。

この章でおすすめしたことを実行すれば、誰でも腸内フローラをより健康にすることができる。

コラム

## 妊娠中の方へ

出産間近の妊娠中の方へ。なんらかの理由で帝王切開を予定している人は、医師と相談して、〝ガーゼ方式〟を用いてはどうだろうか。

マリア・グロリア・ドミンゲス＝ベロ博士の研究で、母親の産道の細菌をガーゼにとり、帝王切開で生まれた新生児の口や鼻にこすりつけると、新生児の細菌の構成が自然分娩で生まれた新生児に近くなることがわかった。

生まれてからは、腸内フローラのためにできるだけいいものを与えておきたい。粉ミルクメーカーも努力をしているが、母乳に勝るものはない。

従来の粉ミルクに、乳児向けのプロバイオティクスを加えることについては、まだ発展段階だが、いくつかの研究ではいい効果があることがわかっている。

プロバイオティクスは、特別な理由もないのに泣き続ける乳児疝痛や、夜泣きを減らし、抗生物質が必要になる感染症のリスクを下げる。

ただし、プロバイオティクスを母乳の代替品と考えてはいけない。

# 9章

# 人生最高の頭と体をつくる「サプリメント&7日間メニュー」

## アレルギー、自己免疫疾患を根本から解決するには

スーパーマーケットや薬局で、健康食品やサプリメントのコーナーに足を踏み入れると、圧倒されてしまう。選択肢が多いだけでなく、表示されている効能もさまざまだ。何をどう選べばいいのだろうか。

この章の主題であるサプリメントについて触れる前に、私の患者の話を紹介したい。

Ｋくんが来院したのは十三歳のとき。

六歳でトゥーレット症候群と診断され、チック症状が現われるようになった。チック症状は自分で制御できない無意識の動作で、この原因不明の病の特徴でもある。

アメリカ疾病管理予防センターによると、アメリカでは六〜十七歳までの子ども三百六十人に一人はトゥーレット症候群と診断されている。男子のほうが女子より発症率が三〜五倍高い。

患者によく見られる症状は他に、ＡＤＨＤ六三％、うつ病二五％、不安障害四九％などがある。

また、アレルギーのある子どもたちにトゥーレット症候群のリスク上昇が顕著に見られる。そしてアレルギーは、腸内細菌のアンバランスとリーキーガット（腸管からの漏れ）のリスク上昇の、特徴的なしるしだ。

二〇一一年、台湾の研究者たちが、台湾全土で調べたところ、トゥーレット症候群とアレルギー性疾患には確かな相関関係があることがわかった。

アレルギー性鼻炎は、鼻にアレルギーや花粉症があるサインで、くしゃみ、涙目、耳や鼻、のどのかゆみなどの症状がある。アレルギー性鼻炎のある人は、トゥーレット症候群のリスクが二倍であることがわかった。つまり、間違いなく何かが免疫系で起こっているのだ。

Kくんに話を戻そう。

母親と話をすると、すぐにピンときた。母親はKくんのチック症状が起こるのは、「特定の食べ物、とくに加工食品や着色された食物を食べたとき」だという。当初、食事の内容を変えてみて多少の効果が見られたようだったが、結局は症状が悪化した。

彼は自然分娩で生まれ、生後一年は母乳で育ったが、三歳のときに肺炎でかなりの量の抗生物質の治療を受けた。

その後、五歳のときにレンサ球菌咽頭炎を発症し、これにも抗生物質の治療が施された。

翌年には歯科手術でまた抗生物質が投与された。

明らかにこれらの出来事は、Ｋくんの腸内フローラにとって重大な試練だったはずだ。私が診察したときは薬の服用はしていなかったが、母親によると最近になって成績も落ち始めたという。

検査結果はおおむね正常だったが、首と頭の動きが制御できないチック症状が頻繁に起きていた。腹筋の収縮が胴体をねじるような形で起こり、顔面の引きつりも見られた。

Ｋくんの症状につながるヒントをすべて見た中で、私の頭に浮かんだのは何年も前のレンサ球菌咽頭炎のことだった。

レンサ球菌感染症の病歴とトゥーレット症候群の相関関係を示す医学文献は多い。こうした子どもの多くは強迫性障害も発症している。文献によると、この症状は「小児自己免疫性溶連菌感染関連性精神神経障害（ＰＡＮＤＡＳ）」と呼ばれる。

この病名は、小児自己免疫疾患と精神神経疾患の症状が、レンサ球菌咽頭炎や猩紅熱(しょうこうねつ)などレンサ球菌の感染症により悪化した状態を表わしたものだ。

彼の血液検査でレンサ球菌の抗体が増加しているのを見ても、私は驚かなかった。一般的に、平常時は八〇前後、最高でも一五〇未満であるのに対し、二二三の値を示していた。

最近のトゥーレット症候群の研究の多くが、この細菌の役割に焦点を当てている。

トゥーレット症候群患者の免疫系は、なぜこの細菌に対処できないのか？

一つの有力な理論は、レンサ球菌感染症が引き起こす免疫反応により、侵入してくる細菌に対して体が抗体をつくるが、その抗体がレンサ球菌を攻撃する以上のはたらきをしてしまうというものだ。

こうした抗体は脳も攻撃する。レンサ球菌の細胞壁にあるタンパク質と、運動や行動をつかさどる脳のタンパク質が、抗体には見分けられないからだ。そうした反応があるため、トゥーレット症候群は自己免疫疾患に分類される。

病気のせいでKくんは学校でのけ者にされ、まわりの人に恐怖を感じていた。母親は悲嘆に暮れていた。ティーンエージャーになる息子の身を案じてのことだ。

私は、疾患の根本的な原因は腸の機能不全ではないかと考えた。

多くの医者がすすめる治療法では、患者の症状や障害の重さによって、抗うつ剤や抗生物質といった危険を伴う薬物の処方をするところだ。母親はその選択は望まなかったので、私が同意見だということに大変喜んでいた。

私はKくんと母親に、抗生物質との度重なる接触が、彼の免疫系を変えてしまった可能性があることを説明した。

そして、経口のプロバイオティクスではなく、薬局で簡単に手に入るプロバイオティクスのカプセル入りサプリメント六個分を入れた、浣腸を試してみてはどうかとすすめた。二人は私の提案にまったくひるまなかった。それどころか、非常に乗り気だった。すぐに地元の薬局へ行き、浣腸を購入して実行した。翌朝、彼の母親から診療所に電話がかかってきた。私は診察中だったが、中断して電話を受けた。

浣腸を行なったところ、数時間もたたずに「息子の体が落ち着いた」という。そして私に、次の浣腸はいつ行なえばいいか、量を増やしていいかという。私が答えると、それから毎日、プロバイオティクス一兆二千億個を浣腸で投与するようになった。

これによって、Kくんのトゥーレット症候群は実質的に消え去った。

個人差があるため、私はこの話をトゥーレット症候群の「治療」として紹介するつもりはない。むしろ、腸内細菌の役割と、不可解な脳疾患（この場合はトゥーレット症候群）と免疫系の複雑な関係を示すためにとり上げている。

Kくんは昔、感染した細菌に対する抗体の増加（その当時、彼の免疫系はうまく機能していた）が原因で、免疫系が異常信号を発し、これが炎症も発症させていたのだ。

こうした事実と、抗生物質の服用歴をあわせてこの治療法を選んだ。

近代細菌学の開祖とされるルイ・パスツールの有名な言葉がある。

「チャンスは備えあるところに訪れる」

彼の回復は奇跡のように見えるが、実は、私にとっては〝備え〟があったからだと考えている。

こうした考えを「型破りだ」という人もいるが、私はそれに対してこう答える。

私の真のミッションは、「型破り」なことを考え、行動することではなく、「型」を大きくして可能性を受け入れ、通常の治療がうまくいかない多くの患者さんたちにも、治療効果が出るようにすることだ、と。

## プロバイオティクス——この5種を選びなさい

プロバイオティクス関連の産業は、私が医学生だったころや医師になってから最近までは存在しなかった。今は健康食品販売店で多様な組み合わせのものが手に入るし、食品にも添加されるようになった。

さまざまな種類があるが、ここではおすすめの細菌を、手に入りやすいおもな五種に絞って紹介する。

①ラクトバチルス・プランタラム
②ラクトバチルス・アシドフィルス（アシドフィルス菌）
③ラクトバチルス・ブレビス
④ビフィドバクテリウム・ラクティス（別名Ｂ・アニマリス）
⑤ビフィドバクテリウム・ロングム

それぞれの種に異なる効能があるが、これら五種は体の生理機能をサポートして、脳の健康を支えるという点で、次のような優れたはたらきをする。

・腸壁を強化し、腸の透過性を低下させる
・血流に入ると危険な炎症分子であるＬＰＳ（81ページ）を減少させる
・脳の成長ホルモンであるＢＤＮＦ（74ページ）を増加させる
・全体のバランスを保ち、有害な細菌群を排除する

プロバイオティクスの経口摂取については、細菌を生きたまま維持できるのか、いくらか

議論はあるものの、効果があると確信している。

その上で、腸内に善玉菌を回復させ、腸壁を再構築するために、先のKくんの例のように、浣腸を使って大腸に細菌を注入するやり方が効果を発揮した。

念のため書き添えるが、浣腸を行なう前には、主治医に相談していただく必要がある。だが、医師になって三十年以上になるが、これが効果のあった治療法の一つであるのは間違いないし、とくに脳疾患には驚きの結果が得られている。

まずは、現在の科学文献でも重要視されている前述の①〜⑤のプロバイオティクスを探し、加えて、摂取した菌を腸内で繁殖させて維持するために、プレバイオティクスも適量（一日一二グラム）とることが大事だ。

プレバイオティクスの食品も一日二回摂取しよう。サプリメントも市販されていて、プレバイオティクスとプロバイオティクスを組み合わせたものもある。

プロバイオティクスはフィルターで濾過した水で摂取しないと、塩素などの化学物質が、有害な菌と同時に有益なプロバイオティクスの菌まで殺してしまうので注意が必要だ。

**①ラクトバチルス・プランタラム**(1)(2)

キムチ、ザウアークラウト、その他発酵野菜に含まれる。体に有益な菌の一つ。胃の中でも長く生存し、腸内でさまざまなはたらきをして、免疫を最適に保ち、炎症を抑制する。腸内細菌の適正なバランスを維持し、また、腸壁を強化し、侵入者が腸壁を弱くして血流に流れ込むのをブロックするさいのサポートをしている。

おそらくラクトバチルス・プランタルムの最大の特性は、腸壁に対して有益に作用することだろう。

それが腸の透過性を低下させ、リーキーガットに関連するリスクを低減させるが、この関連リスクには実質的にあらゆる脳疾患のリスクが含まれる。

さらに、すばやくタンパク質を消化するため、食物アレルギー予防になり、アレルギーが起こったときには治すこともある。

動物実験では、マウスの多発性硬化症の発症を防ぎ、さらにこの疾患に典型的に見られる炎症反応を抑えることがわかっている。

この菌には、脳にやさしいオメガ3脂肪酸、ビタミン群、抗酸化物質などの重要な栄養素を吸収して維持するという究極のはたらきもある。つまり、感染症と戦い、炎症を抑え、どんな病原菌も防ぐ、人に欠かせない細菌なのである。

### ②ラクトバチルス・アシドフィルス[3]（アシドフィルス菌）

ヨーグルトなど発酵乳製品に多く含まれる。善玉菌と悪玉菌のバランスを保ち、それにより免疫系を支える。女性の体内では、カンジダ・アルビカンス菌の増殖を抑え、また、コレステロール値を維持することでも知られている。

さらにこの細菌は小腸内で、病原菌と戦うアシドフィリン、アシドリン、バクテリオシン、ラクトシディンなどの多くの有益な物質を産出する。この他、牛乳を消化するのに必要なラクターゼや、血液を健康に凝固させるビタミンＫを生成する。

### ③ラクトバチルス・ブレビス[4]

ザウアークラウトとピクルスはこの細菌の恩恵を受けている。細胞の免疫力を高め、キラーＴ細胞を活性化させて、免疫機能を改善する。

膣の一般的な細菌感染症である細菌性膣症に対し高い効果があるため、治療薬に添加される。また、腸の特定の病原菌の作用を抑えるはたらきもする。

もっとも評価されているのは、脳のトップスター成長ホルモンともいえるＢＤＮＦの分泌を増加させる効果である[5]。

## ④ビフィドバクテリウム・ラクティス[6]

ヨーグルトなどの発酵乳製品に含まれ、消化不良の予防や免疫力の向上に有効であることがわかっている。

二〇〇九年二月に『ジャーナル・オブ・ダイジェスティブ・ディジージズ』に掲載された研究結果によると、この種の細菌を含む製品を二週間にわたって毎日カップ一〜二杯摂取した健康な人は、通常の食生活を続けた人に比べて消化機能が改善した。[7]

また、この細菌は下痢を引き起こすサルモネラ菌など、食物由来の病原菌を死滅させるのに役立つことでも知られる。

だが、もっとも注目度が高いのは、免疫力を高めるはたらきだ。二〇一二年に『ブリティッシュ・ジャーナル・オブ・ニュートリション』に掲載された研究結果によると、被験者は、この④を含むプロバイオティクスのサプリメント、他のプロバイオティクス、または偽薬を、六週間にわたって毎日摂取した。[8]

その二週間後にインフルエンザの注射を受け、さらに六週間後にその抗体値を調べた。

プロバイオティクスを摂取した二つのグループは、偽薬を摂取したグループに比べて抗体が大きく増加していた。この結果は、このプロバイオティクスが免疫機能を改善するのに役立つことを示しており、他の研究でも同じ結果が得られている。

## ⑤ビフィドバクテリウム・ロングム⑨

生まれたときに体に住みつく最初の細菌の一つ。そのはたらきは、乳糖耐性を改善し、下痢、食物アレルギー、病原菌の繁殖を防ぐことにも関係している。また抗酸化作用やフリーラジカルを除去する力があることでも知られる。

マウスでの実験では、この細菌に不安症を軽減する効果が見られた。

②のラクトバチルス・アシドフィルスと同様、健康なコレステロール値の維持を助け、③のラクトバチルス・ブレビスと同じく、少なくとも動物実験では、ＢＤＮＦの生成を高めることがわかっている。

さらに複数の研究で、この⑤は結腸のがん細胞の成長を抑え、がんの発症率を下げることが報告されている。

結腸のpHが高いとがん細胞が成長するが、この細菌が胆汁酸とコレステロール代謝物を生成することでpHを効果的に下げ、大腸がんを予防するのに役立つというわけである。

コラム

## 「プロバイオティクス浣腸」について

プロバイオティクスの細菌は、先の例のように腸に直接注入する方法もある。浣腸は、古代エジプト人やマヤ人の時代までさかのぼる世界最古の治療法の一つであり、直腸に液体を注入して腸の下部を洗い流す。

英語の「enema（浣腸）」という言葉は、ギリシャ語の「注入する」という意味だ。浣腸は大腸に薬物を直接注入する治療法としても利用されている。

自分で自分を傷つける結果にならないよう、必ず医師に相談していただきたい。必要なものは次のとおりである。

・浣腸容器
・プロバイオティクスのカプセル三〜六個分、または粉末のプロバイオティクス小さじ八分の一（大腸に圧倒的に多いビフィズス菌が含まれるものを使用。乳酸菌は小腸を好む）
・フィルターで濾過したぬるま湯（塩素を除去した水を使用する）

・潤滑剤（必要に応じて）
・プライベートな場所

朝、腸が活動を始めてから実行する。やり方は次のとおり。

①濾過したぬるま湯約三五〇ccを大きめのカップに入れる。プロバイオティクスのカプセルを開け、中身をぬるま湯に入れ、かき混ぜて溶かす。

②浣腸容器にプロバイオティクス入りのぬるま湯を入れ、容器に付属の栓をとりつけて閉める。

③タオルの上かバスタブの中で、体の右か左を下にして横たわる。ノズルの先を直腸に差し込み（必要であれば潤滑剤を使用）、栓をはずしてぬるま湯を大腸に流し入れる。できれば三十分間そのままでいる。

実施する回数は、患者個人の状況による。たとえば、抗生物質の積極的治療を受けた人であれば、私が主治医なら週に三回、四週から六週にわたってプロバイオティクス浣腸を実施してもらい、様子を見るだろう。

個人の体調によるので、必ず主治医に相談してほしい。

## 腸内を元気にするその他のサプリメント

あわせて、私が食事に加えることをおすすめしている五つのサプリメントを次に紹介する。これらはすべて、腸内細菌と一緒にはたらくことで、健康でバランスのとれた腸内フローラの維持に役立ってくれる。

### ・DHA

ドコサヘキサエン酸（DHA）はサプリメント界のスターであり、脳を守る効果がある。DHAはオメガ3脂肪酸で、脳内のオメガ3脂肪の九〇%超を占める。神経細胞（ニューロン）の膜の重量の五〇%はDHAであり、心臓組織の重要な構成要素でもある。

自然界でDHAをもっとも含むのは人間の母乳だ。だから、母乳で育てることが神経の健康に大切だと、しきりに推奨されるのだ。現在は、粉ミルクの他、何百もの食品に添加されている。

一日一〇〇〇ミリグラムを摂取したい。エイコサペンタエン酸（EPA）と一緒になった

DHAを購入してもいい。なお、魚油由来か藻類由来かは、いずれも大きな違いはない。

**・ターメリック**

ターメリック（ウコン）はショウガ科に属し、カレー粉を黄色くする香辛料である。昔から抗炎症性や抗酸化作用があることで知られ、神経学への応用がさかんに研究されている。

最近の研究によると、ターメリックには新しい脳細胞の成長を助けるはたらきがある。普及している抗うつ薬「プロザック」に匹敵する効果が表われた人もいる。

中国やインドの医学では、ターメリックがさまざまな病の自然療法に何千年にもわたって用いられてきた。ターメリックで一番活躍する成分のクルクミンは、ミトコンドリアの保護に役立ち、多くの抗酸化物質を生成する遺伝子を活性化させる。

また、ブドウ糖の代謝も改善し、それによって腸内細菌の健康なバランスを維持する。

カレーをあまり食べない人には一日二回、五〇〇ミリグラムのサプリメントをおすすめしたい。

**・ココナッツオイル**

脳のスーパー燃料であり、炎症も抑えてくれる。そのため神経変性の症状を予防し、治すという結果が科学文献で発表されている。

茶さじ一～二杯をそのまま飲んでもいいし、料理に用いてもいい。熱に強いので、高温で調理するときはサラダ油の代わりにココナッツオイルを使おう。

### ・アルファリポ酸

この脂肪酸は体内のすべての細胞内に存在し、体の正常な機能のためのエネルギーを生産するのに必要とされる。

また、血液脳関門を通過し、強力な抗酸化物質として作用する。

研究者たちは現在、脳卒中や認知症などのフリーラジカルによる損傷を含む、脳の治療に使えるものとして、アルファリポ酸の研究を進めている。

体内の生成で十分に供給できるが、現代のライフスタイルや適切でない食生活のせいでサプリメントが必要になることも多い。一日三〇〇ミリグラムを目安にとろう。

### ・ビタミンD

ビタミンDは、実は「ビタミン」ではなく「ホルモン」である。肌が日光の紫外線に触れたときに肌でつくられる物質だ。骨の健康やカルシウム値と結びつける人が多いが、ビタミンDはそれよりはるかに広範囲の影響がある。とくに脳への効果は大きい。

ビタミンDの受容体は中枢神経系の全体にわたって存在することが知られている。また、脳と脳脊髄液にある酵素の調整を助けることもわかっている。

これらの酵素は神経伝達物質の生成や神経の成長への刺激にかかわるものだ。動物実験や研究室での実験では、ビタミンDはフリーラジカルのダメージから神経細胞を守り、炎症を抑えるという結果が出ている。

そして、ここが一番肝心なところだが、ビタミンDはこうしたすべてのはたらきを、腸内細菌の調整によって行なう[10]。

二〇一〇年になって初めて、腸内細菌が体内のビタミンD受容体を活性化したり抑えたりしてコントロールする関係であることがわかった。

自分のビタミンD濃度を調べて、医師にサプリメントの適量を聞くといい。みなが同じ量というわけではないからだ。

私は通常、大人には一日五〇〇〇IUのビタミン$D_3$の服用から始めるようすすめているが、それより多く必要な人もいれば、少なくていい人もいる。

サプリメントの適量がわかり、血液検査で正常値の上位の範囲内を維持できるようになるまで、医師にビタミンD濃度をチェックしてもらうことが大切である。

私は、いつかプロバイオティクスや他のサプリメントのどれが、どの疾患を治すのか、正確にわかる日が来ると信じている。

ノースカロライナ大学炎症性腸疾患総合研究センター所長であるR・バルフォア・サートー博士が二〇一四年の会議でこの話題について講演を行なった。

博士は、将来、合成された腸内フローラが、慢性的な炎症の症状のある人に処方されるときが来ることを視野に入れているという。そうしたプロバイオティクスは、患者個人の症状に合わせて腸内環境を整えてくれるだろう。

## 抗生物質を服用している場合には

感染症にかかり、抗生物質の服用が必要になることは誰にでもありえる。

その場合は医師の処方に忠実にしたがおう（たとえば、具合がよくなったからといって服用を中止してはいけない。新しい細菌を増殖させ、状態が悪化する恐れがある）。

プロバイオティクスは〝ハーフタイム式〟で続けるといい。

どういうことかというと、抗生物質を一日二回服用する処方であれば、抗生物質を朝と夜に服用し、プロバイオティクスを昼食時に摂取する。そのときには、必ず先の③のラクトバチルス・ブレビスを含むようにしよう。この種の多くは抗生物質に抵抗性があるため、処方された抗生物質の服用期間中でも健康な腸内フローラを維持できる。

近ごろは軽い感染症でも広範囲に効く強い抗生物質が処方されるようである。主治医に相談して感染症の原因の菌を特定してもらい、その病原菌に対処する抗生物質に限定して服用することをおすすめする。

## 乳幼児へのサプリメントについて

乳幼児用につくられたプロバイオティクスも市販されているので、かかりつけの小児科医に相談してみよう。これらの製品は通常、母乳や粉ミルクに加えることができる。

さらなる研究が必要ではあるが、赤ちゃんのためのプロバイオティクスは乳児疝痛、下痢、湿疹、一般的な腸の不調といった、よくある症状の軽減に効果があることがわかっている。

二〇〇七年に『ペディアトリクス』に掲載された研究結果によると、たとえば、乳児疝痛のある赤ちゃんがラクトバチルス・ロイテリを服用したところ、一週間以内に効果が見られ分だった。

四週目には赤ちゃんたちは、平均で一日五十一分しか泣かなくなった。これに対し、市販のガス抜き薬の多くにたいてい含まれるシメチコンを与えられた場合は、一日平均百四十五分だった。[11]

『ペディアトリクス』に掲載された別の研究結果によると、プロバイオティクスのラクトバシラス属(とくにラクトバチルス・ラムノサスGG、略して〝LGG〟)は、子どもの感染症の下痢に対して効果がある。[12]

そして『ランセット』に掲載された現在進行中のフィンランドの研究では、家族に湿疹やアレルギー歴がある乳児に、出産前(つまり母親が妊娠中)から生後六カ月まで、LGGか偽薬のいずれかを処方したところ、LGGを摂取した乳児たちは、偽薬を摂取した乳児たちに比べ、湿疹を発症する確率が半分に低下した。[13]

子どもがプロバイオティクス入りの固形物を摂取できるようになるまで、こうした経口プロバイオティクスを常備しておけば役に立つだろう。

だが、必ずかかりつけの小児科医に相談することが必要だ。

## 〈付録〉腸のために――「7日間食事プラン」

この本の最後に、一週間分のメニュー案を紹介しておこう。

これは食品からでも、天然のプロバイオティクスを簡単にとり入れられると知っていただくためだ。

このメニューをもとにして、もっと簡単な料理をアレンジしていただいてもいい（たとえば、魚か肉を選んで、発酵した生野菜を添え、グリーンサラダと一緒に昼食や夕食にしたり、固ゆで卵とプロバイオティクスがたっぷり入ったヨーグルトを朝食にしたり……）。

完璧に実行しようと考えるのは現実的ではない。より近い食事ができるように参考にしていただきたい。

苦手な食品があれば、妥当な代用品を使えばいい。たとえば、サケが苦手なら、代わりに他の天然の冷水魚、ギンダラなどを使ってもかまわない。もし、キムチがあまり好きではないなら、別のプロバイオティクスが豊富な食品を選ぼう。

なお、プレバイオティクスの摂取目標は、一日一二グラム以上だ。

フライパンで調理するときは、バター、オーガニックのエキストラ・バージン・オリーブオイル、ココナッツオイルのいずれを使ってもいい。加工した油は避けよう。できるかぎり放牧、オーガニック、天然のものを使うことをお忘れなく。

私は食肉製品は放牧のものにかぎっている。環境、経済、生産農家にとってもいいからだ。たとえば、放牧牛は飽和脂肪酸が少ないのに、オメガ3脂肪酸は最高で六倍も多い。

魚は入荷したばかりのものを選びたい（お店の鮮魚担当者に聞いてみよう）。食材はグルテンフリーのものを。

ヨーグルトやザウアークラウトなど、販売用に製造されたものは、適切な材料だけが使われているもの（余分な砂糖、添加物、保存料などが入っていないもの）を選ぶ。

地元にファーマーズマーケット（農産物直売所）があれば、一番新鮮な、オーガニックの食材を買い出しにいく。

食料品店の人たちともっと親しくなって、入荷したての野菜やその原産地を教えてもらおう。旬の食材を選ぶようにし、新しい食材も積極的に試してみよう。


先述したようにサプリメント、とくにプロバイオティクスは必須だ。

また、次のいずれか、できれば両方の実践をおすすめする。

「七日間プラン開始前の二十四時間の断食」（303ページ）と、「初日の朝のプロバイオティクス浣腸」（322ページ）である。これで準備は万全だ！


プランの実施中は積極的に運動をとり入れたい。

週の大半は、心拍数を上げる運動を三十分以上実施できたらいい。夕方に三十分間、早歩きでウォーキングするか、エクササイズの教室に通うのもいい。

また、夜間の熟睡も必要だ。来週は（そしてその翌週からも）毎日同じ時間に就寝し、同じ時間に起きよう。

毎晩よく眠れるかどうかは、腸内細菌がカギを握っている。この食習慣を続けながら、眠りの質が向上しているかチェックしよう。

一日目

・朝食：**ヨーグルト**一カップに、砕いたクルミとブルーベリーをのせて。お好みで、コーヒーまたは紅茶。

・昼食：グリルしたサケに、**塩漬けレモン**（モロッコ料理の食材）を添えて。つけ合わせの葉物野菜に、バルサミコ酢とオリーブオイルをかけて。お好みで、紅茶キノコか緑茶。

・夕食：ステーキ八五グラムに、**サルサソース**をかけて。つけ合わせにバターとニンニクでソテーした青菜や野菜。お好みで、赤ワインをグラス一杯。

・デザート：ブラック・チョコレートを二～三粒

二日目

・朝食：**ヨーグルト**一カップに**ブルーベリーミントジャム**をのせて。お好みで、コーヒーまたは紅茶。

・昼食：ミックスグリーンサラダと、グリルしたチキン八五グラムと、**卵のピクルス**二個に、バルサミコ酢とオリーブオイルをかけて。お好みで、**ココナッツウォーター・レモネード**または**ウォーターケフィア**。

・夕食：ステーキ八五グラムに**サルサソース**をかけて。つけ合わせにバターとニンニクでソテーした青菜や野菜。お好みで、赤ワインをグラス一杯。
・デザート：ベリー類一盛に無糖の生クリームをかけて。

三日目

・朝食：スクランブルエッグ二個と、タマネギ、キノコ、ホウレンソウの強火炒め。**牛乳ベースのケフィア**一カップ。お好みで、コーヒーか紅茶。
・昼食：野菜の強火炒めと、**塩漬け豚ロース**。お好みで、濾過した水にアカシアパウダー（アカシアから採れる繊維質）大さじ一杯を溶かしたもの、または紅茶キノコ。
・夕食：**発酵生魚**（魚を乳清とザウアークラウトの汁に漬けて発酵させたもの）。つけ合わせにバターとニンニクでソテーした青菜や野菜。お好みで、赤ワインをグラス一杯。
・デザート：**クワルクチーズ**（ヨーロッパのフレッシュチーズ）一盛に、はちみつ少々。

四日目

・朝食：**ヨーグルト**一カップと新鮮な果物、挽いたアマニをふりかけて。アボカド半分にオリーブオイルをたらす。お好みで、コーヒーまたは紅茶。
・昼食：グリルしたステーキに、**タマネギ**（**エシャロット**でもいい）を添えて、つけ合わせにローストした野菜。お好みで、紅茶キノコか**ウォーターケフィア**。
・夕食：天然の冷水魚八五グラムのソテーと、つけ合わせに**キムチ**と蒸したアスパラガス。お好みで、赤ワインをグラス一杯。
・デザート：天然の果物一つに、お好みでステビアやシナモンをかけて。

### 五日目

・朝食：スモークサーモン三〜四切れと、**リコッタチーズ**（カッテージチーズに似た軟質なチーズ）、半熟卵一個。お好みで、コーヒーまたは紅茶。
・昼食：ミックスグリーンサラダに、チキンの角切り、**スパイス・アスパラガス**（アスパラガスを塩水に漬けたもの）をのせ、バルサミコ酢とオリーブオイルをかけて。お好みで、紅茶キノコ、緑茶、または**ココナッツウォーター・レモネード**。
・夕食：お好きな肉のグリルかロースト。つけ合わせにバターとニンニクでソテーした青菜や野菜。お好みで、赤ワインをグラス一杯。
・デザート：ブラック・チョコレート二粒に、アーモンド・バター大さじ一杯をつけて。

### 六日目

・朝食：卵二個はお好みの調理法で。野菜（タマネギ、キノコ、ホウレンソウ、ブロッコリーなど）の強火炒めは好きなだけ。**牛乳ベースのケフィア**一カップ。お好みで、コーヒーか紅茶。

・昼食：ローストチキンに、**ニンニクのピクルス**を添え、つけ合わせに葉物野菜と古代米。お好みで、濾過水にアカシアパウダー大さじ一を加えたもの、または緑茶。

・夕食：**コーンビーフ**と**ザウアークラウト**。蒸し野菜にオリーブオイルを少々かけて。お好みで、赤ワインをグラス一杯。

・デザート：果物一片に溶かしたブラック・チョコレート大さじ一杯をつけて。

## 七日目

・朝食：ヨーグルト一カップに新鮮なベリー類、薄く削ったココナッツ、砕いたクルミをトッピングして。ゆで卵一個。お好みで、コーヒーまたは紅茶。

・昼食：グリーンサラダに、薄く削ったキクイモ、キハダマグロ一〇〇グラムに、バルサミコ酢とオリーブオイルをかけて。お好みで、**ウォーターケフィア**または緑茶。

・夕食：**発酵サーモン**をミックスグリーンサラダにのせて。つけ合わせにバターとニンニクでソテーした野菜と玄米。お好みで、赤ワインをグラス一杯。

・デザート：なし！

このライフスタイルを実行すると、炭水化物、とくに小麦や砂糖の摂取を制限することになるが、それによってキッチンであつかえる食材が減るわけではない。

私は小麦粉や小麦の代用として、ココナッツの粉や、ナッツの粉（アーモンド・パウダーなど）、アマニを好んで使っている。

料理に甘みをつけるなら、砂糖の代わりにステビアを使ってみよう。

加工した植物油（サラダ油やキャノーラ油、ベニバナ油、ヒマワリ油など）は避けて、バターやエキストラ・バージン・オリーブオイルを用いる。

発酵食品を最低一つは日々のメニューにとり入れるという目標をずっと続けよう。

もし挫折するようなことがあっても、またこの七日間プランに戻ってやり直せばいい。

休暇や、家族の結婚式、激しいストレスの時期、以前の食事スタイルに戻ってしまうような出来事など、誘惑は多い。

しかし、この食事法は、いつでも健康な生き方のための命綱になる。

あなた自身だけでなく、あなたの脳にもきっと新たな希望を与えてくれるに違いない。

エピローグ

# 古くて一番新しい治療法が拓く未来

仕事を忘れて休めるときには（休暇を楽しむことも、腸内フローラを養うには不可欠なのだ！）、私はよく海にボートを浮かべて釣りをしたり、星空の下でキャンプをしたりする。母なる自然と触れ合って、自然のやさしさと美しさに癒されるのはもちろんだが、職業柄、その厳しさもよくわかっている。

二十世紀、人間は多くの場で自然を締め出そうとしていた。自然はバイ菌や、死をもたらす病原体の温床と思われていたからだ。

アレクサンダー・フレミングがペニシリンを発見して以来、われわれの社会は、「病気は細菌による」とする細菌論に凝り固まってしまった。

デイビッド・B・エイガス博士は独創的な著書『ジエンド・オブ・イルネス』（日経BP

社）で、次のように述べている。[1]

「病気の細菌論は二十世紀の医学を支配し、さまざまに形づくっていたので、素通りするのはむずかしかった。この細菌論によると、感染した細菌の種類がわかれば、病気の治療法もわかって問題は解決する。それが医学の常識になっていた（中略）。

治療の対象は、侵入した微生物だけであった。結核を引き起こす細菌や、マラリアの原因になる寄生虫などである。宿主（人間）のことは明確にしようとも理解しようともしなかった。宿主のどこに感染したのかも気にかけなかった。（後略）」

ここでいう「宿主」である人間を理解することが、病気を治す基本であることはいうまでもない。

もっと健康になりたいのなら、もはや病苦の原因を細菌や遺伝子の突然変異のせいにしてはいられない。

現代の慢性疾患、とりわけ神経系統や脳の病気は、人体全体のシステムにかかわっている。

一九二三年、病気の細菌論が広まり、抗生物質が発見されようとしていたころ、著名な遺伝学者、J・B・S・ホールデーンはケンブリッジでの講演で、「病原性の細菌に固執していると、人体の生理機能の理解を誤ることになる」と警鐘を鳴らした。

その人体のシステムの多くを統治し、制御し、限定し、構成し、調整しているのは、間違いなく腸内細菌である。

このホールデーンの言葉は百年近くも前のものだ。

その考えは後に、最初の抗生物質を発見したフレミング博士自身によってもくり返されたことは、すでに述べたとおりである。


残念ながら私たちの社会は、健康に何か問題が起きると反射的に犯人捜しをするようになっており、その犯人はいつも外から来ると思っている。

体内にとり込む食べ物などに関しては、ある程度まで、この考え方は正しい。だが、現代の病苦が外部の細菌によって起きると考えるのは完全に間違っている。

細菌論は肥満やがんや認知症、それに不可解な自己免疫疾患などの症状の理解には役に立たない。

現代の健康問題は内部で起きている。そしてこれに対する将来の治療法は、体内の細菌にもかかわってくるのだ。

そしてそのうちの一つ、本書で言及してきた技術が、現在開発中の糞便微生物移植（FMT）である。

これこそは医療に革命をもたらし、自己免疫疾患から深刻な神経疾患まで、現代の極めて困難な病状に対する有効な治療法だと考えている。

ある一人の女性の話を見てみよう。FMTの力と将来性がわかるはずだ。

## 症状が多く、診断がつかない病に対して

五十四歳のAさんは皮肉なことに健康食品店のオーナー経営者だが、全身の疲労、体の痛み、神経衰弱、そして何より生活への支障を訴えて来院した。

こうしたつらい状態に、もう十年も耐えていたのだ。

不調は彼女が南米アマゾンへの旅行から戻ったあとに始まった。原因不明のせきと熱が出た。抗生物質は効かなかった。

全米でも最高の医療体制を誇るメイヨー・クリニックとクリーブランド・クリニックで複数の感染症の専門医に診てもらったが、とくに何も見つからなかった。決定的証拠も細菌の感染もなかったのである。

検査では診断がつかなかったが、その後まもなく肺の別の感染症で入院した。本人の話で

は、この入院中、突然の吐き気や「体が汗とともに重くなる」という感覚を経験する。

こうした症状は退院したあとも数カ月おきに再発した。

神経科医でも徹底的な精密検査を受けたが、何も見つからない。

その後、彼女は腸の感染症（大腸炎）を起こし、再び入院した。治療はまず静脈注射で、それから経口での抗生物質の摂取だった。

私のもとを訪ねてきた彼女に病歴を尋ねると、これまであらゆる症状で抗生物質をとり続けてきたという。

耳、のど、呼吸器の感染症の他、いろいろな外科的処置もあった。子宮全摘出、ヘルニアの治療などである。来院時、彼女は慢性の便秘で、食事直後の腹部の膨満感がひどかった。

こうした症状に対処するために、当時、多量の抗生物質を服用して、小腸でガスを発生させる病原性の細菌を減らそうとしていた。

これを処方した医師は何かに気づいて、彼女の腸の細菌を変えようとしたのかもしれないが、腸のマイクロバイオーム全体の健康を考慮してはいなかったようだ。そして、事態をより悪化させてしまっていたのだ。

私には状況は明白だった。Aさんは、あまりにも何度も治療を要する事態に陥ったために、腸内フローラがすっかり変わってしまったのだ。

本人もあるときこう語っていた。「私の人生は抗生物質の連続でした」。実際に、幼少期から飲み続けてきたのだ。

そこで私は、まず、プロバイオティクスを導入したところ、わずかな改善があった。

だが、プロバイオティクスと食事療法だけでは、長年の抗生物質の摂取による悪影響を払しょくするには不十分だった。

そこで思い切って、先にもあげた糞便微生物移植（ＦＭＴ）を試してみることにした。念を押しておくが、私自身は糞便微生物移植法を行なっていない。

ここアメリカでは、再発性クロストリジウム・ディフィシル感染症の治療以外には、この治療を受けられないからである。

だが、この状況も間もなく変わると信じている。アメリカ食品医薬品局（ＦＤＡ）は現在、この療法に関し、他の病気治療への適用をどうするか検討中である。

この療法は個人の体液を別の人に移すことも含み、健康被害も移るかもしれないことを考えれば、正しい規制は必要だろう。

ドナー側に対するＨＩＶや肝炎、危険な寄生虫などの調査が欠かせない。この療法を何十年も行なっているヨーロッパの医院では、こうした調査が実施されている。

Ａさんは毎朝一回の移植を六日間受けた。三カ月後、彼女のマイクロバイオームは再生された。本人の言葉からも、改善されたことがうかがえる。

「生まれて初めて、毎朝、腸がちゃんとはたらいています。膨満感もないし、頭痛も気分の落ち込みもありません。私はずっと腸と脳を何者かに乗っとられたように感じていましたが（中略）、解明できる医師はいませんでした。

今、ようやく私は自分の体の主導権を自分の手にとり戻し、人生で初めて希望と健康を感じながら歩き出そうとしています。これは私にとって本当に大きなこと。もうすっかりあきらめようとしていたのですから！」

昨今は心臓でも腎臓でも骨髄移植でも、「移植」という概念が受け入れられている。だが、腸内フローラが損傷し、機能不全になった場合はどうだろう。食事療法やライフスタイルを変えること、それに積極的なプロバイオティクス療法の他に、何が提供できるだろうか。

人間の腸内フローラを器官と見なすなら、健康な人のものをそうでない人に移植する考え方も認められるべきである。

この移植法は、簡単にいえば、健康な人の糞便を原料として採取し、別の人の大腸に「移植する」ことである。誰かの便を別の人に移すと考えただけでも抵抗があるに違いない。しかし、腸内細菌を変えることによる健康上の成果を思えば、将来、このやり方がもっとも効果的な医療技法であることが証明されるだろう。

さらに嫌悪感を弱めるような別のやり方も考え出されると確信している。

実際、二〇一四年十月にこんなニュースがマスメディアをにぎわせた。ハーバード大学医学部とマサチューセッツ総合病院、ボストン小児病院のチームによって『米国医師会雑誌』に発表された研究である。

それは、クロストリジウム・ディフィシル感染症の患者二十人が、健康なドナーの冷凍細菌の錠剤を投与されたというもので[2]、糞便を塩水に混ぜ、その溶液を濾過して細菌を抽出し、それを錠剤にして冷凍したものが使われた。

二日間、患者は一人につき計三十個の錠剤を服用した。患者の九〇％以上が、治療後ほぼ数日以内に悩まされていた下痢が止まったのである。

糞便から採取した腸内細菌を錠剤にする研究は以前にもあったが、小規模ではあっても経口の糞便移植の効果を示した研究はこれが初めてだった。

医療用の糞便移植が初めて正式に発表されたのは、一九五八年の『サージャリー』だった。重体の患者四人の治療のため、この療法が果敢に実施された。偽膜性大腸炎というクロストリジウム・ディフィシル感染症と抗生物質によって引き起こされる症状だった。患者は全員たちまち回復し、数日で退院した。この療法を受けなかったら、おそらく命を失っていただろう。

以来、糞便微生物移植（FMT）のクロストリジウム・ディフィシル感染症の治療における有効性を示す引用文献が増えていった。

実のところ、この療法の記録は一七〇〇年もさかのぼる。中国の文献に、当地でもっとも有名な錬金術師の葛洪（かっこう）によって書かれたもので、病気（とくに発熱を伴う病）の伝染についての記述で、食中毒に関する教えで知られていた。

重い下痢や食中毒の治療のために、人の糞便の懸濁液（けんだくえき）（粒子を含んだ液体）を口から投与すると説明されている。これが四世紀のことだ！

その後、十六世紀にはやはり中国で、李時珍（りじちん）が嘔吐、便秘、発熱、下痢などのさまざまな健康問題に対し、乾燥・発酵させた幼児の糞便の溶液を「黄色いスープ」という調剤として投与すると述べている[3]。

第二次世界大戦中、アフリカにいたドイツ兵たちは、新鮮で温かいラクダの糞を食べる風習が細菌性赤痢の治療として効き目があることを確認していた。[4]
興味深いことに、四世紀の中国までさかのぼるどの文書でも、この療法の深刻な副作用は一つも報告されていない。[5]

このようにＦＭＴは思ったほど新しいやり方ではない。

最近、ハーバード大学とマサチューセッツ工科大学の研究者チームを訪ねる機会があったが、このチームは「オープン・バイオーム」という非営利企業を設立して、この療法を広める活動をしている。

学生たちから糞便を採取し、処理して、ＦＭＴ用の試料としてクロストリジウム・ディフィシル感染症を治療するアメリカ内外の百五十を超える病院に送っている。

現在、私のように脳疾患の治療にこの技術を推奨している臨床医は、世界でもほんのひと握りしかいないだろうが、それも近いうちに変わっていくだろう。

これからＦＭＴが、さまざまな病気や障害に用いられるようになっていくのは間違いない。クローン病の治療にＦＭＴが非常に有効であることを示す新しい研究もある。

潰瘍性大腸炎、セリアック病、慢性疲労症候群、さらに多発性硬化症やトゥーレット症候群といった多くの脳疾患の治療に大きな成果があったと主張する医師もいる。

今や肥満、糖尿病、リウマチ性関節炎、パーキンソン病、その他の神経性の症状についても注目されている。また、ALSにおけるLPSの増大がわかったことから、このつらい病もリストに早く加わるよう切に願う。私自身の経験から、自閉症児への威力も証言できる。

FMTの恩恵を認めている世界的先駆者の一人に、トマス・J・ボロディ博士がいる。ポーランド生まれの博士は一九六〇年にオーストラリアに移り、そこで医学の学位を取得した後、メイヨー・クリニックで大学院の研究に従事した。

博士は過去二十五年間、FMTを実施してきた。

初めはクロストリジウム・ディフィシル感染症に対する効用を試していたが、すぐに腸から脳までの他の疾患にも行なうようになった。

博士は免疫系や神経系に関連する多くの疾患の治療にもFMTを用いて成果をあげている[6][7]。

博士が発表した症例報告は、まさに驚くべきものである。

『アメリカン・ジャーナル・オブ・ガストロエンテロロジー』に掲載された報告では、博士は腸内細菌の変化が、多発性硬化症、パーキンソン病、自己免疫疾患の重症性筋無力症に見られることを明らかにしている[8]。

もっとも驚かされる症例の一つは、三十歳の多発性硬化症の男性のものだ。この患者は重症の便秘でＦＭＴを受けた。重いめまいの症状もあり、集中できず、車イスが必要なほど足が弱っていた。さらに、膀胱を制御することができないため、尿管カテーテルを使っていた。

通常の治療では、インターフェロンで免疫系を調整する方法などがあるが、この男性には効かず、別の手法が必要だった。そこでＦＭＴ治療を五回実施した。

すると、便秘が解消しただけでなく、多発性硬化症の症状もしだいに改善された。この男性は再び歩けるようになり、カテーテルは不要になった。

一時的な軽快と見られたが、十五年たった今でも、再発していない。

自閉症やアルツハイマー病、パーキンソン病のような神経性疾患には現在、治療法が何もないことを考えれば、こうした最新科学はどれも希望が持てる。

メイヨー・クリニックのロバート・オレンスタイン博士がＦＭＴに関する論文で、こう記している。

「腸のマイクロバイオームは不活性ではない。多様性に富み、健康や幸福のために多くの役割を果たしていることが、今まさに探究されている。分子生物学とこれらの種の化学成分の配列の分析からわかるその役割は、大きくなっていくばかりである。まるで宇宙計画の始まりのようだ(9)」

## 「なぜ、効くのか？」――謎は解かれ始めた

現在開発中の先端医療の例が、寄生虫の卵を使った炎症性腸疾患（ＩＢＤ）の治療にも見られる(10)。

アメリカには約百四十万人のＩＢＤ患者がいる。この病は、慢性または再発性の免疫反応や消化管の炎症を特徴とする。潰瘍性大腸炎とクローン病の二つが、もっとも一般的な炎症性腸疾患だ。

人への臨床試験は始まったばかりだが、すでにアカゲザルの実験によって、寄生虫が治療につながる多くの例が知られている。

アカゲザルも捕獲されると独自のＩＢＤにかかることがあり、獣医師たちはこうしたサルたちをどう治療すればいいのか、長いあいだ、途方に暮れていた。

サルたちのこの病気は、深刻な体重減少や脱水症状を伴うことが多かった。だがここ数年の新しい研究で、サルたちに寄生虫である鞭虫（べんちゅう）の卵を与えると、ほとんどが回復することがわかったのだ(11)。

サルたちの腸内で何が変わったのかを突き止めるため、研究者たちは治療前後のサルたちの大腸の内側を調べた。

寄生虫の卵を投入する前には、サルたちはある一種の細菌の率が異常に高かった。この細菌は大腸の内側に付着しており、おそらく免疫反応を不必要に引き起こして、ＩＢＤを発症させていたと思われる。

しかし治療後には、腸内細菌の量や種類が変化したのだ。こうした変化はまた特定の遺伝子の発現を抑えることで、炎症も減らした。

この研究はニューヨーク大学ランゴーン・メディカル・センターとカリフォルニア大学サンフランシスコ校のチームによって行なわれたが、実はこうした種類の研究は、これが初めてではない。

しかし、なぜこれらの卵が効くのか、科学者たちには長いあいだわからなかった。それが今、自信を持って、そのメカニズムを説明することができる。

これらの卵を摂取すると、腸壁に付着している細菌のバランスが回復するのだ（卵は内部で孵化（ふか）したり、糞便を通り抜けたりはしない）。

消化管への寄生虫の感染が普通に起きている発展途上国では、ＩＢＤが滅多に見られないこともつけ加えておく。アルツハイマー病では、過敏性腸症候群がおもに欧米諸国などの先進国で見られる。

この事実から、またもあの衛生学の仮説を信じたくなる。「清潔すぎると反動もある」という仮説である。

いつかきっとＩＢＤなどの炎症性疾患に対する寄生虫療法がもっと見つかるだろう。すでに寄生虫の卵が大腸炎、ぜん息、リウマチ性関節炎、食物アレルギー、一型糖尿病を治せるかどうか、実験的研究が行なわれている。

サイエンス・ライターのキャサリン・ハーモン・カレッジはこう述べている。

「これはプロバイオティクスの珍味と思えばいい[12]」

本書をお読みいただくころには、人間のマイクロバイオームについて、より多くの調査が進んでいるだろう。

アメリカ国立衛生研究所（ＮＩＨ）が二〇〇八年に立ち上げた「ヒト・マイクロバイオーム・プロジェクト」のおかげである。

このプロジェクトは数千人の体のさまざまな部位の細菌を識別することを目指している。広範囲な試料採取によって、各部位に核となるマイクロバイオームがあるかどうかを見極め、それをもとに研究者たちが健康状態とマイクロバイオームの変化との関係について探っていくだろう。

また、コロラド大学では「アメリカン・ガット・プロジェクト」が進行中である。研究者はドナーから食事や健康、生活習慣に関する報告とともに送られた、約七千の糞便サンプルを調べている。まるで宝の山のようなデータだ。

だが、もともと人間の体内にいた細菌の種類を特定することは、始まりにすぎない。これらの全データが健康や病とどうかかわるのかを突き止めなければならない。マイクロバイオームとアルコール摂取量や睡眠時間といったライフスタイルとの関係、さらに遺伝子と細菌の力の複雑な相互作用についても調べる必要がある。どんな発見があるのか楽しみでならない。

このエピローグを執筆しているあいだにも、『ネイチャー』にまた警報を鳴らす記事が掲載された。見出しがすべてを語っている。

「腸と脳のつながりが神経科学者の心をつかむ[13]」

記事には私たちが「腸内細菌の脳への影響を理解し始めたばかりだ」と書かれている。そして、「自閉症やうつ病などの症状と腸内の細菌とをつなぐ確かな証拠がある」としている。まさに確かな証拠だ。こうしたあらゆる病気の新しい治療法へのレースが始まったのだ。

十年ほど前、私はアマー・ボーズ博士と親交を結ぶ機会があった。

この名前に聞き覚えがなくても、車の音響システムの会社——といわれれば、きっと誰だかおわかりだろう。

ボーズ博士はオーディオ機器だけでなく、多くの科学技術の分野で垣根を越えた研究開発を行なってきた。

博士自身が研究所を誇らしげに案内してくれ、驚くような未来の製品開発の構想を話してくれた。

その日の訪問で私がもっとも忘れられないのは、一九一一年のベルギーのノーベル文学賞受賞者、モーリス・メーテルリンクの引用文である。

それは博士個人の執務室のガラスの壁に張り出されていた。

彼を大きな成功へと導いた言葉である。

「未来へ通じる道のどの十字路でも、進歩的な精神は、過去を守ろうとする千もの凡庸な心に反対される」

過去や現状を守ろうとする人々がいるのは確かであり、予想がつく。こうした束縛を打破することが非常に重要なのだと思う。

そして、もっともエネルギーに満ちた科学が、われわれの健康をとり戻すチャンスになるのだ。

それを可能にするのは、まさにマイクロバイオームの力である。

今、私たちは「健康な未来」へと通じる十字路にいる。

さあ、革命に加わろうではないか。

# 謝辞

医者が、むずかしいテーマをわかりやすく一般向けに解説するためには、特別なサポートが必要になる。本書の執筆にあたっては、これから名前をあげる人々の協力を得られたことに、深く感謝する。

リテラリー・エージェントのボニー・ソロー。本の全体像を見渡し、物事を前に進ませる才能に。プロフェッショナルとして、また一人の友人として、一緒に仕事をするのはこの上なく楽しい。数年前、『「いつものパン」があなたを殺す』の企画に参加したとき、あなたがきっかけをくれたことを覚えている。細部へのこだわり、出版についての申し分のないアドバイス、的確な進行管理に感謝をしている。まさに、私が求める以上の仕事をしてくれる人だと思っている。

出版社「リトル・ブラウン」の編集者であるトレーシー・ベハールへ。まだ本書が、ぼんやりとした企画段階だったころから、この本が医療業界に改革をもたらすものだと信じて、私を助けてくれた。

このような複雑なテーマだけに、あなたの編集能力とリーダーシップがなければ、ここまで簡潔で実用的な本にはならなかっただろう。

そして、「リトル・ブラウン」のチーム、マイケル・ピーチ、レーガン・アーサー、ニコール・デューイ、ヘザー・フェイン、ミリアム・パーカー、キャシー・グラン、ジョナサン・ジェイコブズ、ベン・アレン、ジュヌヴィエーヴ・ニーマン、キャスリン・ロジャーズにも感謝を申しあげる。
そして、クリスティン・ロバーグ。あなたは私のいいたいことを完璧にとらえてくれた。専門的なテキストを、一般読者にもわかりやすく、実際の健康増進に役立つように改編する能力においては、比肩する人間はいない。

ジュディ・チョート。最高の料理をつくるためにキッチンで多くの時間を割き、レシピを考案してくれたことにお礼をいいたい。

不屈の技術チームである「デジタルネイティブズ」へ。ソーシャル・メディアへのキャンペーンにおいてはとくにお世話になった。

また、私のスタッフたち、「パールマター・ヘルス・センター」のみんなへ。あなた方の日ごろの医療サポートのおかげで、アイデアを形にすることができた。近い将来、本書が医療の常識として認知される日が来ることを祈っている。

ジェームズ・マーフィーへ。このプロジェクトのみならず、私のアイデアを広めるために、になってくれたリーダーシップに、ありがとう。

ジョー・ミラーとアンドリュー・ルアーにも。日ごろのサポートに感謝する。われわれのワクワクするような未来が実現していくことを願って。

最後に、わが妻レイズへ。本書の執筆中、愛をもって見守ってくれたことに。そして二十九年間、ともに冒険の旅を続けてくれたことに心より感謝をしている。

翻訳にあたって

## 本書は医者に読んでもらいたい。だが、残念ながら患者さんのほうが先に読んでいる

白澤卓二

以前、アメリカ西海岸で本書の著者・パールマター博士の講義を聴いたとき、

「この人は世の中を変える」

と震えたことを思い出します。

二千人を超える聴衆で満員の会場の四分の一ほどは医師でしたが、講義の最後では、全員が立ち上がってのスタンディングオベーションが巻き起こったのです。

その後、その熱狂を証明するかのように、パールマター博士の前著『「いつものパン」があなたを殺す』は、全米でアマゾンの「健康・ダイエット」ジャンルの第一位を長いあいだ独走し、日本でも、翻訳の健康書としては異例のベストセラーとなりました。

心身の健康を求めることに労を厭(いと)わない方々や医療関係者、はたまたビジネスや業界の関

係者が「必読書」として部下に読むように指定したりなど、幅広い読者が三百五十ページ超の大著にとり組むという一大ムーブメントが巻き起こったのです。

## パールマター博士の新たなる問題提起――それは「腸」

何が読者をそれほどまでに駆り立てたのでしょうか。

パールマター博士が示した、**パンという誰もが食べている存在を例にあげながら、それが体、脳にとってどれだけ悪影響を与えているか、**という衝撃の事実はもちろんでしょう。

しかし、ただの問題提起ではこれだけの共感は得られません。そこには、これから私たちが何を求め、何に価値を置いていくかというトレンドまでが明確に示されていたのです。だからこそ、食と健康にかかわるビジネスパーソンたちまでが、大いなる危機感を持ち、こぞって博士のメッセージを読みとろうとしたのです。

もちろん博士は医師として、「では、今、何ができるか、何をすればいいか」という処方箋も提示してくれています。

そして、ベストセラーの第二弾にあたる本書の登場です。

パールマター博士の問題提起の勢いは、とどまるところを知りません。

**博士の視点が向かうところは「腸」**です。

## ジョコビッチ選手の実証から学べること

一九九〇年代以降、アメリカでは、脂質を控えて炭水化物をとることが推奨されていました。それに対し、パールマター博士は前著『「いつものパン」があなたを殺す』で、小麦に含まれるグルテンには麻薬に匹敵する中毒性があり、その大量摂取によって体に起こる〝**アレルギー反応〟がさまざまな弊害を起こす**ことを警告しています。

実際に、テニスのジョコビッチ選手は、「グルテン過敏症」という小麦由来のアレルギーに長年苦しめられてきたことに気づき、それを改善することで圧倒的な世界一の座を手に入れたといいます。

パールマター博士は、「グルテンはタバコとまったく同じだ」「グルテンはわれわれ世代のタバコである」といっています。ニコチンには習慣性があるので、若いときにいったん習慣化させてしまえば一生やめられなくなります。

しかし、グルテンも同じだとしたら……。

第二次大戦後、アメリカの指導で、日本全国の小学校にパン給食が導入されました。だから、当時の子どもたちは大人になってもパンから離れられません。私が出張先などでホテルの朝食バイキングを見ていると、パンかご飯か選択できるときでも、その年代の人、とくに中高年の男性たちは、ほぼ全員がパンです。玄米ご飯を食べているところなど見たことがありません。

## 医学の〝教科書〟に書かれていたことは、こんなに間違っていた！

また、先にあげた講義でパールマター博士は、

「『コレステロールを下げる』というカラクリは、二十一世紀最大の詐欺(さぎ)だ」

という過激な表現で会場をどよめかせました。

それまでの「コレステロール値は下げなければならない」「検査数値が高ければ薬を飲む必要がある」という考え方へ疑問を呈し、それを〝カラクリ〟と喝破したのです。

その後、アメリカ医学会でも、これまでの「コレステロール悪者説」を撤回せざるをえなくなりました。二〇一五年に改訂されたアメリカの健康的な食事ガイドラインには、「コレステロールを制限しない」という文言が書き加えられました。これまでのように、**食事でコレステロールを制限しなくていいということになったの**です。日本も追随しているのはご存じのとおりです。

博士のいう〝カラクリ〟とは、どういうことなのでしょうか。

ここに「これは健康にいい」といわれる食べ物があるとします。実はそれが原因となって

病気をつくっていても、実際に病気になると「原因不明」と診断され、その症状をやわらげるだけの治療薬が投与されているのです。

では、「健康にいい」と奨励したのは誰でしょうか。「原因不明」と決めたのは誰でしょうか。「治療薬」をつくったのは誰でしょうか。そこにつながりがあったとしたら……。

「これは健康的だから食べるといい」「病気を治すためにこの薬を飲みなさい」といわれてきたことが、はたして本当に正しいことだったのか。医師たちが〝教科書〟としてきたことに間違いはなかったのか――。

**今、〝風穴〟は明けられた**のです。

もう一つ例をあげましょう。

二〇〇〇年を過ぎて以降、アメリカでは「自閉症」が爆発的に増えています。

この現状について、『ネイチャー』など名だたる科学誌でさえ、「このパンデミックはインフルエンザのように止められない」という書き方をしています。同様に「肥満」や「二型糖尿病」も流行病であり、もう止められないという論調も展開されています。

しかし、「どうしてそんなことになっているのか」については、何も論じられていません。

これら**原因不明の疾患とされているものが、そんな短期間に何十倍にもなるということは**

**ありえません。**かつての公害病などと同じタイプの病気であって、原因となる物質が垂れ流しになっているから、それほど増えているとしか考えられないのです。

では、垂れ流されているのは何なのか――本書でパールマター博士は重大な検証を行なっていきます。

## 〝腸＝人生のため〟にやっていいこと、いけないこと

本書では、肥満や毎日の不調、気分の不快から生活習慣病、原因不明とされる病気まで、今まで〝教科書〟でいわれていた原因について、疑問が呈されています。

なぜ病気になるのか、なぜ治らないのか、同じことをしても罹患する人としない人がいるのはなぜか。きちんと健診を受けていたのに、ある日がんが見つかり、医師のいうように治療したのにどうして再発してしまうのか――そんな疑問を解く答えが「腸」にあるというのです。

日本でも最近、「**腸内フローラ**（腸内細菌叢）」という語が広く一般でいわれる存在になってきています。女性向け雑誌では「腸活（ちょうかつ）」とうたうと売れ行きが伸びると聞きます。

パールマター博士は、そこからまた一歩先んじて、腸と体、脳の関係についての「謎解き」をさまざまな事例をあげながら進めているのです。

たとえば、

・**太りやすい人の腸には明らかな特徴がある**。それを改善することで、無理なく適切なダイエットが自然にできるということ（4章）

・**疲れやすい、慢性的なイライラなどは、腸を壊していた薬の影響がある**（7章）

・店にあふれる**「腸のためにいい」食べ物をたくさん食べることはどうなのか**（8章）

腸に一番必要な〝多様性〟を失わせる弊害を示すさまざまな例は、話題の「腸活」についても根本的に考え直さざるをえないでしょう。

なぜ、日本人はこれほどパン好きになったのか。アメリカはなぜＴＰＰを急いで締結しようとしているのか――。本書を読むと、そんなこれからの世界の趨勢までが俯瞰で見えてくるようです。

一人でも多くの心ある人が、博士の身を挺してのメッセージを読みとって、できることから始めていただくことを願っています。

少なくとも自分と家族の健康を守るために、ひいては日本が病人や半病人だらけの国となって、医療費で破綻することがないように――。

## ■図版出典

57ページ、61ページ
モリー・フォックス博士と共同研究者らの研究データにもとづき作成

71ページ
Helle Bruunsgaard, Dan Med Bull 2006;53:285-309

83ページ
Zhang, R., et al., J.Neuroimmunol. 2009;(206): 121-4.

85ページ
Zhang, R., et al., J.Neuroimmunol. 2009;(206): 121-4.

117ページ
Maes, M., et al., Neuroendocrinol Lett 2008;29(1):117-124

147ページ、149ページ
De Filippo, et al., PNAS, June 30, 2010

179ページ
アメリカ疾病管理予防センターならびにアメリカ国立衛生研究所のデータにもとづき作成

191ページ
Emanuele, E., et al., Neuroscience Letters 471(2010)162-5

223ページ
Adapted from: American Journal of Clinical Nutrition. 2013;97:517-23

245ページ
ScientificAmerican.com 上のジェームズ・バーンのブログ "Disease Prone" より

249ページ
2004年2月18日、JAMAより

261ページ
病院によるセリアック病の診断 ICD-9 579と小麦へのグリホサートの使用
(R = 0.9759, p≤ 1.862e-06). 出典:USDA:NASS:CDC. (図はナンシー・スワンソン氏の好意による)

本文中の(1)(2)(3)などの脚注は、
三笠書房ホームページ内で閲覧・ダウンロードしていただけます。
http://www.mikasashobo.co.jp

「腸(ちょう)の力(ちから)」であなたは変(か)わる

著　者——デイビッド・パールマター／クリスティン・ロバーグ

訳　者——白澤卓二（しらさわ・たくじ）

発行者——押鐘太陽

発行所——株式会社三笠書房

〒102-0072 東京都千代田区飯田橋3-3-1
電話：(03)5226-5734（営業部）
　　：(03)5226-5731（編集部）
http://www.mikasashobo.co.jp

印　刷——誠宏印刷

製　本——若林製本工場

編集責任者　長澤義文

ISBN978-4-8379-5763-8 C0030